KB047602

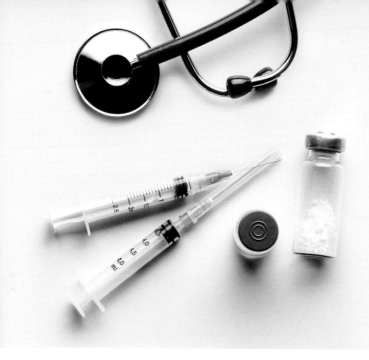

전공의를 위한

항정신병 약물
장기지속형 주사제 사용
간편 가이드라인

권준수 감수

강태욱 · 김대욱 · 김수진 · 김은지 · 신지윤 · 오규한 · 오상훈 · 윤동욱 · 이윤나 공저

Practical Guideline For Using
Long-Acting Injectable Antipsychotics

학지사

조현병을 비롯한 정신병 치료에서 장기지속형 주사제 (Long-Acting Injectable: LAI)의 개발은 약물전달체계(Drug Delivery System: DDS)를 이용한 새로운 방법의 치료제로서 큰 의미를 지니고 있다. 정신병 치료에서 가장 중요한 것이 재발 방지이다. 재발을 할수록 뇌 손상이 진행되고, 치료도 어려워진다는 점에서 재발 방지는 치료에서 가장 핵심적인 요소이다. 재발을 하는 가장 중요한 요인은 약물 순응도 문제이다. 증상이 호전되어서, 매일 약 먹는 것이 귀찮아서 또는 병식이 없어서 등등의 이유로 약물 복용이 정확하게 지켜지지 않는 경우가 많다.

연구들에 의하면 부분적인 비순응도를 포함하여 정신과 환자의 약물 비순응도는 60~70% 이상이라고 한다. 약물 복용을 몇 번만 하지 않아도 재발의 위험성이 커진다는 보고를 참조하면 심각한 상황이다. 따라서 1~3개월에 한 번씩 주사하는 LAI의 출현은 환자들에게 큰 도움을 준다. 또한 혈중 약물 농도가 비교적 일정하기 때문에 경구용 약물 사용에 비해 부작용이 적어 몸이 훨씬 가볍다고 한다.

재발은 미리 예방하는 것이 중요하다. 재발을 미연에 방지하기 위해 초발정신병 혹은 급성기 치료부터 LAI 사용이 더욱 중요해지고 있어 점차적으로 LAI의 사용이 증가 추세에 있다. 하지만 외국에 비해 국내에서 LAI의 사용은 적은 편이다. 외국에서는 20~40% 정도의 환자에서 LAI를 사용하는 데 비해 국내는 아직도 10%도 사용하지 않는 점을 고려하면, 앞으로 LAI 사용은 증가할 것이다.

이 책은 젊은 정신건강의학과 의사들이 실제 임상에서 LAI를 사용하면서 느낀 점을 바탕으로 환자진료에 직접적으로 도움이 되는 내용을 간략히 정리한 것이다. 국내 최초로 전공의를 위한 LAI 사용 간편 가이드 포켓북으로 가운에 넣고 다니며 언제든지 펼쳐서 볼 수 있을 것이다.

이 책의 특징은 다음과 같다.

첫째, 네 파트로 구성되어 있다. 각각은 한눈에 알기 쉽게 설명한 인포그래픽, 본문, Q&A, 마지막으로 LAI 대상자에게 직접 설명하는 프로토콜이다.

둘째, 실제 증례를 제시하고 각 증례를 요약한 그림도 포함하고 있어 보다 실용적이고 직접적으로 도움이 될 것이다.

셋째, Q&A에서는 치료 시 중요한 점들을 문답 형식으로 제시하여 실제 진료에 많은 도움이 될 것이다.

넷째, 환자에게 설명하는 가이드라인과 프로토콜을 구체적이고 직접적인 방법으로 제시하였다. 임상가들이 LAI를 설명할 때 정확한 정보를 알기 쉽게 설명하는 것이 필요한데, 책에 실린 그대로 적용하면 LAI에 대해 충분하고 정확한 설명을 할 수 있을 것으로 기대된다.

아무쪼록 이 책이 임상가들이 LAI를 사용하는 데 큰 도움이 되길 기대하며, 이 책의 집필에 참여한 미래의 희망인 젊은 정신건강의학과 의사들의 노력에 큰 박수를 보낸다.

2021년 1월
권 준 수
서울대학교 의과대학 정신과학교실 교수
대한신경정신의학과 전 이사장

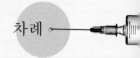

차례

Ⅱ. 인베가 서스티나®

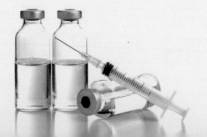

Ⅲ. 인베가 트린자® _____

IV. 아빌리파이 메인테나® _____

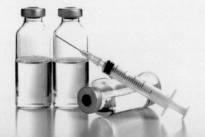

V. 리스페달 콘스타® _____

인베가 서스티나® 인포그래픽

INVEGA SUSTENNA®
paliperidone palmitate

인베가 서스티나®

적응증*
1. 조현병의 급성기 치료 및 유지치료
2. 조현정동장애의 유지치료

용법 및 용량†

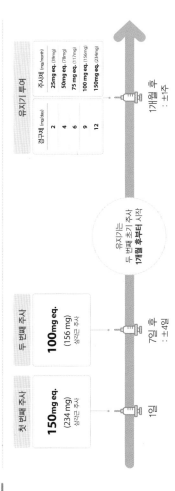

첫 번째 주사	두 번째 주사
150 mg eq. (234 mg) 삼각근 주사	100 mg eq. (156 mg) 삼각근 주사
1일	7일 후 : ±4일

유지기는 두 번째 초기 주사 1개월 후부터 시작

1개월 후 : ±1주

유지기 투여

경구제 (mg/day)	주사제 (mg/month)
2	25 mg eq. (39mg)
4	50 mg eq. (78mg)
6	75 mg eq. (117mg)
9	100 mg eq. (156mg)
12	150 mg eq. (234mg)

용법·용량

마지막 주사 후 기간	용법·용량
4~6주	이전 유지 용량을 주사하고, 다시 4주 간격으로 주사
6주 초과 6개월 이하	유지 용량을 1주 간격으로 2회 주사하고, 다시 4주 간격으로 주사
6개월 초과	인베가 서스티나®를 처음 시작할 때 용법과 용량에 따라서 주사

투여를 놓친 경우

*보험급여는 조현병에만 적용   †인베가 서스티나® 사용 전에 내약성을 확인할 것

인베가 트린자® 인포그래픽

INVEGA TRINZA®
paliperidone palmitate
273mg 410mg 546mg 819mg

인베가 트린자®

적응증*   1. 조현병의 유지치료

용법 및 용량

마지막에 투여된 인베가 서스티나® 용량			
50mg eq. (78mg)	75mg eq. (117mg)	100mg eq. (156mg)	150mg eq. (234mg)
⇒	⇒	⇒	⇒
175mg eq. (273mg)	263mg eq. (410mg)	350mg eq. (546mg)	525mg eq. (819mg)
인베가 트린자® 시작 용량			

1. 트린자 주사 시점: 마지막 인베가 서스티나 투여 후 다음 주사 예정일의 ±7일
2. 투여 간격: 3개월에 한 번씩 주사(±2주)

투약을 놓친 경우

용법·용량	
마지막 주사 후 기간	용법·용량
3.5개월 초과 4개월 미만	이전 유지 용량을 주사하고, 다시 3개월 간격으로 주사
4개월 이상 9개월 이하	인베가 서스티나®를 1주 간격으로 2회 주사하고, 마지막 주사 후 4주 뒤에 인베가 트린자®를 주사
9개월 초과	처음부터 다시 시작, 최소 4개월간의 인베가 서스티나 치료를 한 이후에 인베가 트린자®를 시작

*인베가 서스티나®로 최소 4개월 동안 충분히 치료된 경우에 한함.

아빌리파이 메인테나® 인포그래픽

아빌리파이 메인테나®

적응증
1. 조현병의 치료
2. 양극성장애 1형 유지치료를 위한 단독요법*

용량 및 용법

메인테나를 첫 투여한 경우 경구 아리피프라졸 14일간 복용

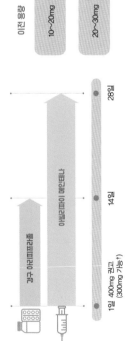

경구 아리피프라졸
아빌리파이 메인테나
1일 400mg 권고 (300mg 가능†)
14일 · 28일

중단기간 중 경구 아리피프라졸 용량

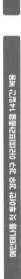

이전 용량	중단기간 용량
10~20mg	현재 용량 또는 10mg
20~30mg	15mg

투여를 놓친 경우

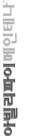

투여를 놓친 시점	마지막 주사 후 기간	용법·용량
2번째, 3번째 투여시점	1주 미만 경과	가능한 한 빨리 주사
	1주 이상 경과	가능한 한 빨리 주사하고, 다시 경구용 아리피프라졸 14일간 병용 투여
4번째 이상 투여시점	2주 미만 경과	아빌리파이 메인테나®를 가능한 한 빨리 투여
	2주 이상 경과	가능한 한 빨리 주사하고, 다시 경구용 아리피프라졸 14일간 병용 투여

* 보험급여는 재발로 인한 입원 기록이 2회이상 있어야 함; (연per 2회 이상)   † 자용량이 경구 아리피프라졸을 사용하고 있던 경우 300mg 투여도 가능하지만 확립되지 않음. 400mg 투여 시 이상반응이 있는 경우 300mg 으로 감량 고려 가능.

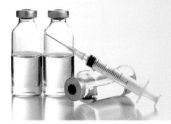

Ⅰ. 서론

김수진, 신지윤

1. 조현병과 항정신병 약물

조현병은 양성증상과 음성증상, 인지기능 저하를 동반하는 질환이다. 증상이 발생한 시점으로부터 최초 치료를 받기까지의 기간(duration of untreated psychosis)이 길수록, 또는 재발이 반복될수록 사회적 기능장애가 악화된다고 보고되어 있다.

항정신병 약물은 양성증상에 효과를 보이며, 신경보호 효과가 있어 인지기능의 저하를 막거나 지연시킨다는 기존 연구들도 보고된 바 있다. 하지만 많은 조현병 환자에게서 병식 부족, 약물 부작용으로 인한 거부감 등의 이유로 약물에 대한 비순응이 증가하는 것으로 알려져 있다.

2. 조현병 환자에서의 순응도

조현병 환자에게서 비순응은 질병경과를 악화시킨다는 점에서 조현병 치료에 중요한 이슈이다. 약물 순응의 정의는 12개월 동안 80% 이상에 해당하는 약물을 복용한 경우, 또는 3개월 동안 약물을 복용하지 않은 기간이 1주 미만인 경우를 말한다. 약물 순응도가 좋을수록 임상 증상과 기능의 호전을 가져올 뿐만 아니라 입원율을 낮추고 입원기간을 단축시킨다는 점에서 치료와 관련하여 매우 중요한 사항에 해당한다.

초발 정신증 환자의 53.6%가 치료 시작 후 1년 내에 치료를 중단하는 것으로 알려져 있으며, CATIE study에 따르면 조현병 환자의 74%가 불충분한 효과나 견디기 어려운 부작용 등의 문제로 18개월 내에 약물을 중단하는 것으로 보고되었다. 약물 비순응은 조현병 증상을 악화시켜 응급실 방문 횟수, 재입원, 위험행동 및 자살 위험성을 증가시킨다.

이러한 약물 순응도의 문제를 해결하고자 항정신병 약물의 장기지속형 주사제가 개발되었고 현재 임상에서 널리 쓰이고 있다.

3. 개발 역사

　장기지속형 주사제를 개발하게 된 취지는, 한번 주사제를 투여함으로써 매일 경구 약물 복용을 챙겨야 하는 번거로움 없이 일상생활을 영위하도록 하자는 것이었다. 이에 1960년대 중반부터 장기지속형 주사제 개발이 본격화되어, 최초의 장기지속형 주사제인 플루페나진 에난테이트(fluphenazine enanthate)를 필두로 하여 플루페나진 데카노에이트(fluphenazine decanoate), 할로페리돌 데카노에이트(haloperidol decanoate) 등의 정형 항정신병 약물 데포 제제가 개발되었으며 주로 유럽을 중심으로 사용되어 왔다. 이들은 약제학적으로 지용성을 높여, 근육 내 주사를 하는 경우 수일에 걸쳐서 혈액 내로 서서히 방출되도록 설계되었다. 하지만 이러한 정형 항정신병 약물의 데포 제제에서도 추체외로 증후군과 지연성 운동장애의 위험이 발생하였고, 주사 제제이기 때문에 이러한 부작용에 대한 추가적 조치가 어렵다는 한계가 있었다. 이러한 상황 속에서 추체외로 증후군, 지연성 운동장애와 같은 부작용이 적은 비정형 항정신병 약물을 토대로 한 장기지속형 주사제도 개발되기 시작

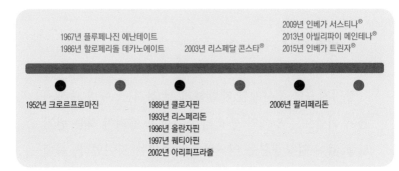

[그림 1-1] 항정신병 약물과 장기지속형 주사제의 개발 및 FDA 승인 역사

했다. 연도별로 개발 및 FDA 승인된 경구 항정신병 약물과 장기지속형 주사제는 [그림 1-1]과 같다.

4. 장기지속형 주사제 사용의 확대

기존에는 투약 순응도가 문제가 된 만성 조현병 또는 반복하여 재발하는 조현병 환자에게 주로 장기지속형 주사제를 사용해 왔다. 하지만 초발 조현병 환자들을 대상으로 진행된 연구들에서도 장기지속형 주사제를 투여한 환자군이 경구 항정신병 약물을 복용한 군보다 재발률이 더 낮았고 치료 순응도는 좋았으며 신경보호 효과 또한 컸다는 결과가 보고되었다. 이 외에도 조현병 발병 후 비교적 초기에 시작된 장기지속형 주사제 치료가 증상 완화 및 재발 위험 감소에 더 효과적이었다는 연구 결과들이 주목을 받고 있으며, 입원 및 응급실 방문을 줄여 의료 비용을 절감시키는 경제적 효과 또한 확인되었다. 다만 아직까지는 리스페리돈의 경구 제제와 주사제의 효과를 비교한 연구들이 대부분이라는 한계가 있어 추가적인 연구가 필요하다.

상기와 같이 초기 또는 처음 발병한 조현병에서도 주사제가 임상적 · 경제적 측면에서 우수한 효과를 보인다는 연구 결과들을 토대로, 2019 한국형 조현병 약물치료 지침서에 따른 가이드라인에서는 임상가의 판단에 따라 조현병 경과 중 어떤 단계에서든 장기지속형 주사제 처방이 가능한 것으로 변경되었다([그림 1-2]).

한편, 약물 순응도는 조현병뿐만 아니라 기분장애 치료에서도 중요한 문제이다. 질병의 만성적인 경과를 고려하였을 때, 기분장애에서도 급성기 치료 이후 추가적인 기분 삽화의 재발 방지를 위한 장기간의 유지치료가 필요하다. 하지만 양극성장애 환자들의 거의 절반이 부분 순응 또는 비순응을 보이며, 이러한 치료 순응도의 저하는 재발과 재입원, 자살의 위험을 높이게 된다.

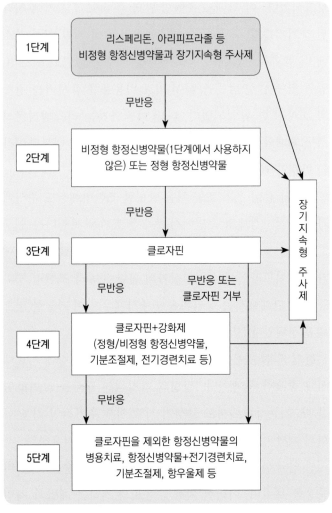

[그림 1-2] 2019 한국형 조현병 약물치료 지침서에 따른 가이드라인

따라서 약물 순응도를 높이고 재발을 줄이기 위한 방법으로서 기분장애에서의 장기지속형 주사제의 사용에 대한 관심이 높아져 왔다. 여러 연구 결과들을 바탕으로 2009년 리스페달 콘스타®가 양극성장애 I형의 유지치료에서의 단독요법 또는 보조요법으로 FDA 승인을 받았으며, 아빌리파이 메인테나® 또한 2017년 양극성장애 I형 유지치료를 위한 단독요법에 대해 FDA 승인을 받았다.

5. 장기지속형 주사제를 시도할 수 있는 경우

조현병 환자들(초발 조현병 및 만성 재발성 조현병 포함) 중 병식 부족이나 생활 패턴 등의 문제로 순응도 저하가 우려되는 환자들을 대상으로 장기지속형 주사제를 시도해 볼 수 있다. 또한 양극성장애 I형의 유지치료를 위한 단독요법 또는 보조요법으로서도 일부 장기지속형 주사제 사용이 도움이 될 수 있다.

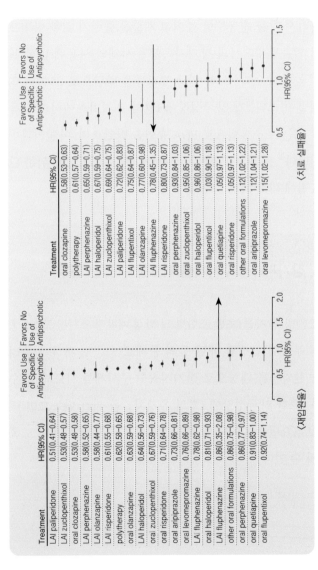

[그림 1-3] 항정신병 약물 간 재입원율 및 치료 실패율 비교(Tiihonen, J. et al., 2017)

6. 장기지속형 주사제의 치료 효과 및 부작용

항정신병 약물의 장기지속형 주사제는 항정신병 약물 경구 약제와 달리 매일 투약할 필요가 없기에 약물 순응도를 향상시켜 조현병 증상을 조절할 뿐 아니라, 재발률과 재입원율을 감소시킨다. 등가용량의 경구 약제에 비해서 장기지속형 주사제 약물은 재입원율을 20~30% 정도 낮춘다고 보고된 바 있으며, 단독 사용 시의 치료 실패율 또한 낮다([그림 1-3]). 약물 순응도를 증가시키는 것 이외에도, 장기지속형 주사제는 주사 용량과 혈중 약물 농도 사이의 상관관계가 높고 안정적인 혈중 약물 농도를 보여 조현병의 예후를 향상시킨다는 연구 결과도 있다. 또한 주사제가 경구 약제에 비해 인지기능의 측면에서도 긍정적인 치료 효과를 보인다는 예비연구의 결과도 있다.

다양한 장점들이 있지만, 그럼에도 반드시 고려해야 하는 주의 사항 또한 존재한다. 항정신병 약물의 장기지속형 주사제로 인한 부작용이 생긴 경우, 경구 약제와는 달리 이를 체내에서 즉시 제거할 방법이 없다. 또한 주사에 대한 환자의 거부감, 통증과 과민 반응이 있을 수 있으며, 강제로 약

물을 투여받는 인상을 주어 환자가 자율성을 존중받지 못한
다고 느낄 수 있다.

이러한 장기지속형 주사제의 여러 연구 결과를 토대로 장
기지속형 주사제의 효과를 잘 이해하고, 적응증, 용량 및 용
법, 부작용, 투약 시 주의 사항과 투약 전략에 대해서 자세
히 파악하는 것이 약물 비순응과 질병의 재발 및 장기화를
줄이고 치료 효과를 높이기 위한 합리적인 전략이 될 수 있
겠다.

take home message

✓ 장기지속형 주사제는 조현병과 기분장애 환자에서 순응도가 문제가
되는 경우에 대한 중요한 치료적 선택지가 될 수 있으며, 그 외 치료의
간편성, 효율성 등의 이유로 조현병 초기 치료에도 선택할 수 있다.

✓ 조현병 초발 시기의 장기지속형 주사제 사용은 재발 방지에 중요한
역할을 할 수 있다는 측면에서 그 중요성이 갈수록 커지고 있다.

✓ 장기지속형 주사제의 적응증, 용량 및 용법, 효과, 부작용, 주의 사항
을 잘 숙지하는 것이 조현병과 기분장애에 대한 합리적인 치료 전략
이 될 수 있다.

참고문헌

성기영 외. (2018). 항정신병약물 치료 후 인지기능 변화 차이 연구: 장기
　　지속형 주사제와 경구제 비교의 예비연구. 대한조현병학회지, 21(2),
　　74-80.

Acosta, F. J. et al. (2012). Medication adherence in schizophrenia. *World
　　Journal of Psychiatry, 2*(5), 74.

Bellack, A. S. et al. (2009). The expert consensus guideline series:
　　adherence problems in patients with serious and persistent mental
　　illness. *Journal of Clinical Psychiatry, 70*(SUPPL. 4), 1-48.

Bhanji, N. H. et al. (2004). A review of compliance, depot
　　intramuscular antipsychotics and the new long-acting injectable
　　atypical antipsychotic risperidone in schizophrenia. *European
　　Neuropsychopharmacology, 14*(2), 87-92.

Brissos, S. et al. (2014). The role of long-acting injectable antipsychotics
　　in schizophrenia: a critical appraisal. *Therapeutic Advances in
　　Psychopharmacology, 4*(5), 198-219.

Emsley, R. et al. (2013). Long-acting injectable antipsychotics in early
　　psychosis: a literature review. *Early Intervention in Psychiatry,
　　7*(3), 247-254.

Ereshefsky, L. et al. (2003). Comparison of the effects of different
　　routes of antipsychotic administration on pharmacokinetics and
　　pharmacodynamics. *The Journal of Clinical Psychiatry, 64*, 18.

Fenton, W. S. et al. (1997). Determinants of medication compliance in schizophrenia: empirical and clinical findings. *Schizophrenia Bulletin, 23*(4), 637-651.

Gigante, A. D. et al. (2012). Long-acting injectable antipsychotics for the maintenance treatment of bipolar disorder. *CNS Drugs, 26*(5), 403-420.

Higashi, K. et al. (2013). Medication adherence in schizophrenia: factors influencing adherence and consequences of nonadherence, a systematic literature review. *Therapeutic Advances in Psychopharmacology, 3*(4), 200-218.

Jobe, T. H. et al. (2005). Long-term outcome of patients with schizophrenia: a review. *The Canadian Journal of Psychiatry, 50*(14), 892-900.

Johnson, D. (2009). Historical perspective on antipsychotic long-acting injections. *The British Journal of Psychiatry, 195*(S52), s7-s12.

Kane, J. M. (2007). Treatment adherence and long-term outcomes. *CNS Spectrums, 12*(S17), 21-26.

Kane, J. M. et al. (2012). Aripiprazole intramuscular depot as maintenance treatment in patients with schizophrenia: a 52-week, multicenter, randomized, double-blind, placebo-controlled study. *The Journal of Clinical Psychiatry, 73*(5), 617-624.

Kishimoto, T. et al. (2013). Long-acting injectable versus oral antipsychotics in schizophrenia: a systematic review and meta-analysis of mirror-image studies. *The Journal of Clinical Psychiatry,*

74(10), 957-965.

Knudsen, P. (1985). Chemotherapy with neuroleptics: clinical and pharmacokinetic aspects with a particular view to depot preparations. *Acta Psychiatrica Scandinavica, 72*(S322), 51-75.

Lieberman, J. A. et al. (1996). Factors influencing treatment response and outcome of first-episode schizophrenia: implications for understanding the pathophysiology of schizophrenia. *The Journal of Clinical Psychiatry, 57*, 5-9.

Lieberman, J. A. et al. (2005). Effectiveness of antipsychotic drugs in patients with chronic schizophrenia. *New England Journal of Medicine, 353*(12), 1209-1223.

Nasrallah, H. (2007). The case for long-acting antipsychotic agents in the post-CATIE era. *Acta Psychiatrica Scandinavica, 115*(4), 260-267.

Novak-Grubic, V. (2002). Predictors of noncompliance in males with first-episode schizophrenia, schizophreniform and schizoaffective disorder. *European Psychiatry, 17*(3), 148-154.

Pacchiarotti, I. et al. (2019). Long-acting injectable antipsychotics (LAIs) for maintenance treatment of bipolar and schizoaffective disorders: A systematic review. *European Neuropsychopharmacology, 29*(4), 457-470.

Parikh, V. et al. (2003). Nerve growth factor in never-medicated first-episode psychotic and medicated chronic schizophrenic patients: possible implications for treatment outcome. *Schizophrenia Research, 60*(2-3), 117-123.

Parikh, V. et al. (2004). Differential effects of typical and atypical antipsychotics on nerve growth factor and choline acetyltransferase expression in the cortex and nucleus basalis of rats. *Journal of Psychiatric Research, 38*(5), 521-529.

Quiroz, J. A. et al. (2010). Risperidone long-acting injectable monotherapy in the maintenance treatment of bipolar I disorder. *Biological Psychiatry, 68*(2), 156-162.

Stevens, G. L. et al. (2016). Clinical benefits and impact of early use of long-acting injectable antipsychotics for schizophrenia. *Early Intervention in Psychiatry, 10*(5), 365-377.

Subotnik, K. L. et al. (2015). Long-acting injectable risperidone for relapse prevention and control of breakthrough symptoms after a recent first episode of schizophrenia: a randomized clinical trial. *JAMA Psychiatry, 72*(8), 822-829.

Tiihonen, J. et al. (2017). Real-world effectiveness of antipsychotic treatments in a nationwide cohort of 29 823 patients with schizophrenia. *JAMA Psychiatry, 74*(7), 686-693.

Weinberger, D. et al. (2003). Schizophrenia as a neurodevelop-mental disorder. *Schizophrenia*, 326-348.

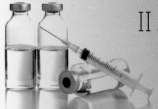

II. 인베가 서스티나®

김은지, 윤동욱

1. 개요

인베가 서스티나®는 얀센에서 개발한 장기지속형 주사제로서 그 주성분은 팔리페리돈 팔미테이트(paliperidone palmitate)이다. 물에 부유된 채 주사된 팔리페리돈 팔미테이트는 나노크리스탈(nanocrystal) 공법으로 만들어진 나노입자로 천천히 근육 사이의 간질액(interstitial fluid)에 방출된다. 이후 근육에 분포된 에스테라제에 의해 가수분해되어 팔미테이트와 팔리페리돈으로 나뉘고, 수용성인 팔리페리돈은 체순환을 통해 뇌로 들어간다. 이러한 이유로 25~49일의 긴 반감기를 지니고 4주간 혈중 농도 유지가 가능하다(1회 주사 이후 체내에서 완전히 빠져나가는 데 126일이 걸린다).

2. 적응증

1) 조현병의 급성기 치료 및 유지치료

2) 조현정동장애의 유지치료 *보험급여는 <u>조현병</u>에만 적용

3) 약가(2019년 11월 기준)

인베가 서스티나®	급여상한금액(원)	산정특례 10% 기준 환자 부담금(원)
25mg eq. (39mg)	112,213	11,221
50mg eq. (78mg)	172,229	17,223
75mg eq. (117mg)	212,904	21,290
100mg eq. (156mg)	240,914	24,091
150mg eq. (234mg)	295,698	29,570

3. 용량 및 용법

1) 투약 전 고려 사항

(1) 내약성이 확인되면 치료 첫날에는 150mg eq. (234mg), 8일째에는 100mg eq. (156mg)를 주사하고, 이후에는 한 달에 한 번씩 75mg eq. (117mg)를 투여한다. 8일째

에 주사(booster)를 생략하거나, 용량을 권장량보다 적게 투여하면 목표 혈중 농도에 도달하는 데 오래 걸리기 때문에 권장량을 지키는 것이 중요하다. 8일째 주사일은 앞뒤로 2일 정도 허용기간이 있으며, 그 이후 4주마다의 주사일은 앞뒤로 1주일 정도 당겨지거나 늦춰져도 된다. 이후에는 개개인의 증상을 고려하여 유연하게 결정하는 것이 권장된다.

(2) 다른 항정신병약물 사용 시에는 주사제 투여 전날까지 기존 약제를 투여하다가, 팔리페리돈 장기지속형 주사제 투여일 이후에 끊으면 된다. 항콜린성 효과가 큰 약물을 사용했다면 2주에 걸쳐 기존 약물을 중단하는 것이 바람직할 수 있다.

2) 용량조절

필요시 1개월마다 개별 환자의 내약성 및 유효성에 따라 조정할 수 있다.

〈표 2-1〉 인베가 서방정과 서스티나의 등가용량

인베가 서방정(mg/day)	인베가 서스티나® 용량(mg eq./month)
2	25 (39mg)
4	50 (78mg)
6	75 (117mg)
9	100 (156mg)
12	150 (234mg)

3) 투여를 놓친 경우

(1) 예정일보다 1~2주 늦어진 경우에는 유지용량을 그대로 주사 후, 다시 4주 간격으로 주사한다.

(2) 2주 이상~5개월 이하로 늦어진 경우에는 유지용량을 1주 간격으로 2회 주사 후, 다시 4주 간격으로 주사한다.

(3) 5개월 이상 늦어진 경우에는 처음부터 새롭게 적정용량을 시행한다.

4) 투여 원칙

(1) 의료진만이 투여할 수 있다.

(2) 근육 깊이 천천히 투여한다. *혈관에 투여하지 않도록 주의

(3) 주사기 내의 전 용량을 삼각근 또는 둔부근에 깊게 근

육 주사한다. *용량을 나누어 투여하지 않도록 주의

4. 효과

1) 급성기

충분한 용량 사용 시 효과가 있지만, 경구약보다는 효과가 느리다. 급성기 환자군은 위약군에 비해 우수한 효과를 나타내고, 용량의존적 특성을 보이고 있다. 하지만 충분한 용량을 사용하지 않으면 유효 혈중 농도에 도달하기 어렵고, 경구 제형에 비해 효과가 늦으며, 용량 조절이 어렵다는 단점이 있다.

2) 유지치료

임상증상 감소와 우수한 재발 억제효과 등으로 리스페리돈 콘서타®와 효과가 비슷하고, 4주간 효과가 유지되어 투여의 편리성이 있다.

5. 부작용

초반에 기립성 저혈압, 어지러움, 빈맥 등이 생길 수 있고 투여기간이 길어지면 점차 빈도가 줄어들 수 있다. 하지만 추체외로 증후군, 프로락틴 수치 증가는 투여기간이 길어진다고 해서 호전되지 않는다. 이 외에도 주사 부위 통증(삼각근>대둔근), 체중 증가, QTc 간격(QTc interval) 증가, 좌불안석증이 생길 수 있다.

6. 주의 사항

1) 약물 상호작용

(1) 기립성 저혈압을 유발할 수 있는 약물과 병용 시 부가 효과에 주의하여 생체신호를 모니터링해야 한다.

(2) QTc 간격을 연장시키는 약물과 병용 시 주의가 요구된다.

(3) CYP3A4의 강력한 유도제(strong inducer) 병용 시 팔리페리돈 혈중 농도가 감소될 수 있다.

(4) P-glycoprotein의 강력한 유도제 병용 시 팔리페리돈 혈중 농도가 감소될 수 있다.

(5) 도파민 효능제 병용 시 길항작용을 할 수 있으므로 그 영향을 모니터링해야 한다.

2) 특수 환자군에서의 사용

(1) 간기능 저하

*임상연구가 존재하지 않아 팔리페리돈 경구 제형 자료를 통해 추정

① 경도-중등도(Child-Pugh Class A, B)

통상용량 그대로 투여 가능하다.

② 고도(Child-Pugh Class C)

안전성을 보장할 수 없으므로 주의해야 한다.

(2) 신기능 저하

*임상연구가 존재하지 않아 팔리페리돈 경구 제형 자료를 통해 추정

① 경도(CCr: 50~80mL/min): 용량을 반감시켜 첫날 100mg eq., 8일째에 75mg eq.를 투여하고, 이후에는 50mg eq.를 기준으로 가감하여 4주마다 투여한다.

② 중등도-고도(CCr: 50mL/min 이하)

투여해서는 안 된다.

(3) 임산부 및 수유부

① 임산부

Category C, 즉 인체에 대한 직접적 연구는 없고 동물연구에서 일부 태아에 대한 위험성이 발견된 상태로, 잠재적 위험성에도 불구하고 유익성이 크다고 판단되면 투여할 수 있다. 임신 후반기 혹은 분만 직전에 항정신병 약물 복용 시 태아에서 추체외로 증후군, 과민성이 나타날 수 있기 때문에, 임산부에게 약물을 사용할 때는 반드시 약물사용으로 인한 이점이 부작용 위험보다 크다는 합의가 필요하다. 임산부에서 주사제가 경구 제형보다 더 장점이 있는가에 대해서는 아직 정립된 데이터가 없다.

② 수유부

쥐를 대상으로 한 실험에서 리스페리돈, 팔리페리돈은 모유를 통해 배출되므로, 팔리페리돈 장기지속형 주사제 투여 시에는 모유를 수유해서는 안 된다.

(4) 노인 및 치매 환자

① 정상적인 신기능을 가진 노인이라면 용량을 조절할 필요가 없다. 그러나 노인은 신기능 저하가 드물지 않고, 기립성 저혈압 등 다양한 부작용에 민감하다는 것을 감안해야 한다.

② 치매 환자의 정신증에 대한 리스페리돈 등 항정신병 약물 사용은 중풍, 폐렴 등으로 인한 사망률을 높일 위험이 있다는 식약청의 경고 이후 그 사용이 많이 줄어드는 추세이다. 치매 노인에게 팔리페리돈 장기지속형 주사제를 사용하는 것은 허가되지 않았다.

(5) 기타 만성질환

① 파킨슨병, 루이소체 치매

항정신병 약물에 매우 민감해지므로 예기치 못한 부작용이 나타날 수 있다. 또한 이들 질환 환자가 레보도파 제제를 투여받을 시, 팔리페리돈은 약물의 효과를 반감시킨다.

② 만성 심장질환

기립성 저혈압 및 부정맥의 위험이 증가하므로 사

용에 주의를 요한다.

③ 선천성 QT 연장 증후군, 부정맥

사용에 주의를 요한다. Class IA, III 항부정맥제는 QT 연장 효과가 있어 팔리페리돈과 함께 투여 시 지나친 QT 연장을 유발할 수 있다.

---

t a k e　h o m e *m e s s a g e*

✓ 내약성 확인 후에 첫 주사(150mg eq.)를 시행한다.

✓ 1주 후(=8일째) 주사의 권장 용량은 100mg eq.이며, 전후 2일 정도 허용한다.

✓ 4주에 한 번 투여 원칙이나 개인에 따라 투여 간격을 적절히 조율할 수 있다.

증례 1

치료 순응도 문제(경구 약물의 반복적인 자의 중단)로
인베가 서스티나® 장기지속형 주사제를 사용했던 36세 여자

　환자는 경도 지적장애를 진단받았고 고등학교 3학년 때
자퇴를 하였다. 정신과적 가족력으로 어머니가 조현병을
진단받고 약물치료 유지 중이다. 고등학교 때 교우관계의
어려움, 부진한 학업성취도 등으로 스트레스가 많았고 우울
감 및 자살사고를 표현하며 등교를 거부하였다. 정신건강
의학과 치료를 받았으나 효과는 없었고 결국 고등학교를 자
퇴하게 되었다.

　고등학교 자퇴 이후로 환자는 왜 자신을 학교에 보냈냐
며 부모님을 원망하기 시작하였고, 같이 살고 있는 보호자
들이 자신의 진짜 부모님이 아니라며 망상착오(delusional
misidentification)를 표현하였다. 부모님에게 욕설을 하고
집안 기물을 집어 던지는 등의 공격적인 행동이 나타났으
며, 누군가 자신에게 시켰을 뿐이라고 하는 등의 지시하는
환청이 동반되었다. 이에 정신건강의학과에 내원하여 조현
병 진단하에 리스페리돈 4mg을 복용하였다. 이후 망상과
환청에 반응한 행동이 감소하였으나 사회적 위축이 나타났

다. 보호자가 지병으로 입원치료를 받게 되면서 병식이 부족한 환자는 자의로 약을 중단하여 약 6개월간 치료를 받지 않았다. 이후 망상과 환청에 반응한 문제행동 등의 정신병적 증상이 악화되었고 공격성과 복약거부로 입원치료를 받았다. 3년에 1차례 정도 복약 비순응으로 증상악화를 보였고 리스페리돈 4mg으로 양성증상이 조절되는 경과를 반복하였다.

34세경 자신이 병원에 가면 입원을 하게 된다고 주장하며 통원치료를 거부하기 시작하였다. 약물치료는 중단됐고 정신병적 증상의 악화로 입원하였다. 환자는 자신에게 아무런 병이 없다고 주장하며 약물치료를 지속적으로 거부하였다. 환자의 병식 부족과 약물에 거부적인 태도를 고려하여 장기지속형 주사제로 전환하기로 하였다. 환자는 장기간 리스페리돈을 복약해 온 환자로 내약성은 확인된 상태로 판단되었고, 입원 이튿날 인베가 서스티나® 150mg eq.를 주사하였다. 8일째에 인베가 서스티나® 100mg eq.를 주사하였으나, 환청에 반응한 행동이 잔존하였다. 33일째에 인베가 서스티나® 150mg eq.를 주사하였고 환청에 몰입하는 행동 등이 감소하였으나, 주사 후 3주가 경과하면서 환청에 반응하는 행동은 조절되지 않고 악화됐다. 150mg eq.만으로는 증상이 조절되지 않는다고 판단하여 54일째경부터 팔리페리돈 3mg을 추가하여 약물치료하였다.

환자는 퇴원 이후 꾸준한 외래치료를 유지하면서 재입원 없이 자가에서 생활하고 있다. 현재까지 약 18개월간 안정적인 경과를 유지 중이며, 환청은 잔존한 상태이나 낮병원에 정기적으로 내원하는 등 비교적 규칙적인 생활을 유지하고 있다.

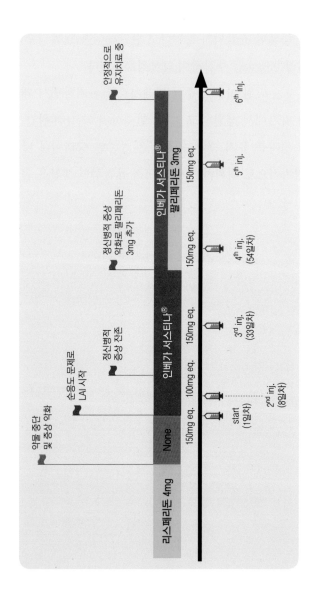

증례 2 경구약의 부작용을 줄이기 위해 인베가 서스티나®
장기지속형 주사제를 사용한 33세 조현병 남자

환자는 내성적인 편으로 친구들과 교류가 없었고, 대인관
계에 어려움을 느꼈다. 대학교를 중퇴하였고, 이후 주로 집
에서 생활했다. 정신과적 가족력은 없었고 의사인 아버지
와 남동생과 늘 비교하며 스트레스를 받았다.

28세가 되면서 세호라는 친구가 옆에서 이야기한다는 환
청, 자신의 생각이 빠져나간다는 망상 등으로 가족들을 의
심하고 짜증을 내며 물건을 집어 던지는 등의 폭력적인 행동
을 보여 정신건강의학과를 방문하여 조현병 진단하에 입원
치료를 시작하였다. 리스페리돈 3.5mg, 올란자핀 10mg, 디
아제팜 2mg을 투약하며 증상이 호전되어 퇴원하였고, 외래
를 통해 추적 관찰하였다. 환청, 망상은 다소 남아 있었지만
심하지 않았고, 변비, EPS(+), 정신운동 활동성(psychomotor
activity) 감소, 졸림(daytime sedation) 증상을 보였다. 보호자
가 적극적인 편으로 매달 환자를 외래로 데려와 약물 투약을
규칙적으로 챙겼지만 경구 약물 투여로 인해 활동성이 감소
하고, 낮에 졸림 등에 대해 걱정하며 치료자와 논의하였다.

경구 약물의 효과는 유지하며 부작용을 줄이는 것을 기대하며 장기지속형 주사제로 전환해 보기로 하였다. 환자는 장기간 리스페리돈을 복용해 왔기 때문에 내약성은 확인되었다고 판단하였고, 첫날에 올란자핀 10mg을 유지하며 인베가 서스티나® 150mg eq.를 주사하였다. 8일째에 인베가 서스티나® 100mg eq.를 주사하였고, 특별한 부작용은 없었다. 36일째에 인베가 서스티나® 주사제 단독 75mg eq.로 유지하며, 올란자핀을 중단하였다. 주사제로 변경 후 활동성이 증가된 모습에 만족한 환자와 보호자는 양성 증상 호전을 더 기대하며 100mg eq.로 증량하였고, 안정적으로 지냈다. 이후 환자 및 보호자는 만족하며 3개월간 증상 악화 없이 안정적으로 지냈지만, 세호라는 친구의 목소리가 다시 들리는 환청, 망상 증상이 간헐적으로 보여 3주 간격으로 주사하였다. 증상은 조금 더 조절되었지만, 자주 병원에 방문하는 것에 부담을 느낀 환자와 보호자는 다시 4주 간격으로 내원하며 인베가 서스티나®를 150mg eq.로 증량하였다. 환청, 망상이 완전히 없어지지는 않았지만 현재 상태에 만족하면서, 환청으로 인한 불면을 줄이기 위해 취침 전 쿼티아핀 50mg을 추가적으로 복용하며 외래에서 안정적으로 치료 중이다.

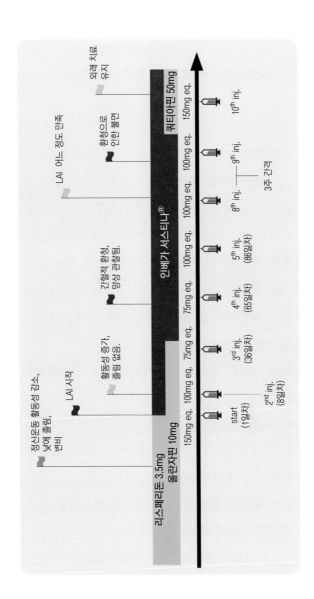

증례 3 오랜 투약으로 소화기능이 좋지 않아 인베가 서스티나®
장기지속형 주사제를 사용한 31세 조현병 여자

　　환자는 발달속도가 또래에 비해 느렸고, 중등도의 지적장
애를 진단받았다. 또한 정신과적 가족력으로 삼촌이 조현
병 진단을 받고 치료 중이다. 어린 시절부터 친구들과 잘 어
울리지 못했고 사회적으로 더욱 위축된 생활을 하였다.

　　20세가 되면서 애니메이션 만화에 빠져, 주인공이 자신
을 만나러 온다는 망상을 가지고, 그들의 목소리가 들린다
는 환청이 동반되어 혼잣말을 중얼거리며 허공에 허우적거
리는 행동을 보였다. 개인 정신건강의학과 의원을 방문하
여 조현병 진단을 받고 리스페리돈 4mg을 복용하며 치료를
시작하였다.

　　10여 년간 정신건강의학과에서 다양한 약물치료를 시도
하였고, 환자의 부친이 한 달에 한 번씩 규칙적으로 병원에
데려와 투약을 챙겼지만 역류성 식도염으로 소화기능이 좋
지 않았기 때문에 메스꺼움으로 약을 먹지 못하는 날이 많
았고 재발을 수차례 반복하였다.

　　환자는 소화기능 불량 때문에 치료에 어려움을 겪고 있었

고, 장기주사제가 도움이 될 수 있다고 판단하여 전환하기로 하였다. 변경 직전, 외래에서는 팔리페리돈 6mg을 사용하면 메스꺼움, 생리불순 등의 부작용이 있었고, 3mg으로 변경하면 환청, 망상이 심해져서 행동 조절이 되지 않았다.

첫날에 인베가 서스티나® 주사제 150mg eq.로 시작하였고, 8일째는 제약회사에서는 100mg eq.를 권고했지만, 환자는 용량에 민감한 편이고 팔리페리돈 6mg 사용 시 부작용이 있다는 점을 고려하여 75mg eq.로 주사 후 같은 용량으로 계속 유지하였다. 부작용은 없었고 주사제 변경 3개월 후(65일차)에도 간헐적으로 환청이 들리는 등의 증상이 조절되지 않아 인베가 서스티나® 100mg eq.로 증량하였다. 이후 환청, 망상 등 증상 조절이 잘되고 메스꺼움 등의 부작용은 없었으며, 오히려 체중이 증가되었다. 환자 및 보호자는 주사제 변경을 만족하고 있고, 추후 인베가 트린자® 주사제로의 교체를 고려 중이다.

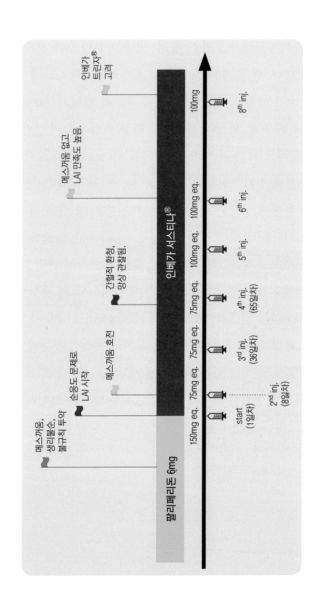

증례 4 초발 정신증에서 장기지속형 주사제를 사용했던 25세 여자

환자는 출산 및 발달상의 문제는 없었고, 정신과적 가족력으로 모친의 산후우울증이 있었다. 대학교 졸업 후부터 서비스직 아르바이트를 하였고, 24세에 누군가 자신을 따라오는 듯한 느낌에 경찰에 신고를 하였으나 아무런 증거를 찾지 못한 적이 있었다.

25세에 판매직 아르바이트를 새로 시작하였는데, 직장 동료들과 잘 어울리지 못하고 일을 잘 하지 못한다는 생각에 스트레스를 받았다. 점차 환자는 자신이 스토킹을 당하고 있다는 이야기를 하기 시작하였고, 3개월 만에 직장을 그만두었다. 누군가 드론으로 자신을 감시하고 해치려 한다는 피해망상을 호소하였고, 행동을 지시하는 환청이 동반되었다. 환자는 환청에 따라 갑자기 택시를 타고 어디로 향하거나 눈썹칼로 목을 긋는 자해를 하였고, 불안해하며 경찰에 신고를 하기도 하였다. 이에 부모님에 의해 정신건강의학과 외래를 방문하여 첫 입원치료를 받았다. 입원 중 조현양상장애(잠정)의 진단하에 리스페리돈 4mg을 복용하였

고, 망상 및 환청이 일부 호전되는 경과를 보였다. 환자는 정신병적 증상이 스트레스로 인해 발생했다고 여기고 치료 유지의 필요성을 충분히 이해하지 못하였고, 재원 8일째 의학적 권고에 반하여 퇴원하였다. 퇴원 후 약물은 환자의 부모님이 챙겨 복용하도록 하였으며, 피해망상 및 환청이 지속되었으나 전반적 증상은 부분적으로 호전되는 경과였다. 치료 시작 2주째 주간 졸림, 좌불안석증, 프로락틴 상승의 부작용이 관찰되어 리스페리돈 3mg으로 감량하고 벤즈트로핀 1mg을 추가하여 유지하였다. 급성기 증상이 발생한 후 6개월째까지 약화된 환청, 관계사고, 무의욕증 등의 잔류 증상이 지속되었으며, 가끔 친구를 만나고 아르바이트를 시작해 보기도 하였으나 오래 지속하지는 못하였다.

증상의 부분적 호전과 환자의 부족한 병식을 고려하여 장기지속형 주사제로의 전환을 결정하였고, 리스페리돈을 중단하고 팔리페리돈 6mg으로 교체하여 1개월간 투약 후 인베가 서스티나® 150mg eq. 투약을 시작하였다. 8일째 두 번째 주사 후 세 번째 주사부터는 인베가 서스티나® 75mg eq.를 투약하며 유지하였다. 주사제 전환 2개월째에 한 차례 불안감과 엉뚱한 행동이 관찰되기도 하였으나 팔리페리돈 6mg을 2일간 추가로 복용한 후 호전되었고, 유즙 분비

및 고프로락틴혈증이 관찰되어 브로모크립틴 2.5mg을 추
가하였다. 이후 서서히 짜증이 줄고 사회활동이 늘었으며,
6개월 이상 판매직 아르바이트를 지속하다가 현재는 가족
이 운영하는 판매점 운영을 도우며 약 12개월간 안정적으
로 치료받고 있다.

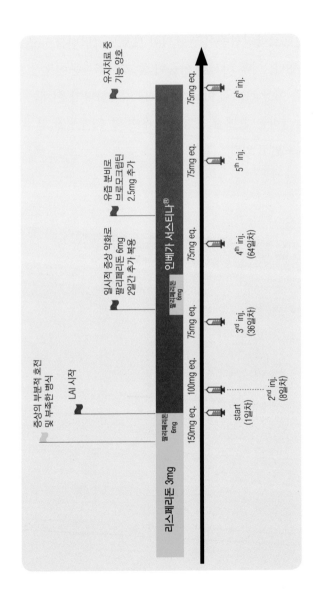

증례 5

인베가 서스티나® 장기지속형 주사제를 사용하던 중 환자의 거부감으로 인해 다시 경구 제제로 전환한 21세 남자

발달상 문제, 정신과적 가족력이 없는 환자로, 초등학교 때 학생회장을 할 정도로 성적이 우수하였고 대인관계 또한 큰 문제가 없었다. 중학교 시절 오랫동안 멍한 상태로 있거나 지나치게 샤워를 오래 하는 모습들을 보이기도 하였으나, 뚜렷한 정신과적 증상은 관찰되지 않았다.

고등학교 재학 중 환자는 간헐적으로 예민하게 반응하며 소리를 지르거나 물건을 부수고 다소 이해하기 어려운 행동들을 보이기 시작하였다. 재수를 하던 18세 때에는 환청을 듣고 이에 반응하여 혼잣말하는 모습을 보고 가족들이 지적하자 심하게 화를 내고 폭력을 휘두르기도 하였다. 또한 이웃이나 행인에 대한 피해망상을 호소하며 공격적 행동도 보였다. 이에 수차례 입원치료하며 팔리페리돈, 아미설프라이드 등의 약제들을 시도해 보았고, 피해망상 및 공격성에 일부 호전을 보였다.

19세가 된 후 자의로 투약 중단하였고, 중단 후 수개월 뒤부터 환청, 망상, 불안 및 이에 동반된 충동성, 폭력성 악화

를 보였다. 입원 및 외래 치료를 통해 투약을 조절하였고, 팔리페리돈 9mg, 리튬 900mg 복용하면서 다시 증상이 안정되는 추세가 관찰되었다. 이에 환자의 낮은 투약 순응도를 고려하여 인베가 서스티나® 100mg eq. 주사를 시작하였고, 8일차 주사를 생략하는 대신 경구 팔리페리돈 6mg 투약을 유지하였다. 다음 달부터는 경구 약제 없이 인베가 서스티나® 150mg eq.로 증량하여 투여를 지속하였다. 환청, 망상, 불안 증상이 약간 잔존하였으나 일상생활에 크게 지장 있을 정도는 아니었다.

6개월간 인베가 서스티나® 150mg eq.를 유지하였으나, 이후 환자는 주사제에 대한 심리적인 거부감을 표현하며 경구 제제로의 전환을 원하였다. 이에 예정되어 있던 주사일에 인베가 서스티나® 대신 경구 팔리페리돈 6mg을 복용 재개하였고, 4일 후 9mg으로 증량하였다. 이러한 과정에서 환자의 정신과적 증상이나 약물 부작용에 변화는 없었다. 장기지속형 주사제에서 다시 경구 제제로 전환한 후 특별한 문제 없이 비슷한 상태가 유지되는 것을 확인한 다음, 잔존 증상을 조절하기 위해 아리피프라졸 및 올라자핀을 추가하며 경과 관찰 중이다. 환자는 투약 조절 과정에서 비교적 안정적인 모습으로 꾸준히 진료에 내원하고 있다.

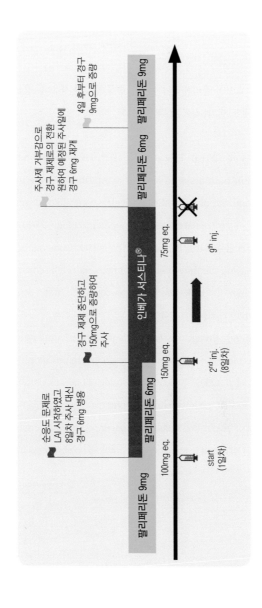

참고문헌

박홍준 외. (2019). 팔리페리돈 장기 지속형 주사제 사용 후 정신과적 증상 및 순응도 변화. 사회정신의학, 24(1), 29-36.

Gopal, S. et al. (2010). Efficacy and safety of paliperidone palmitate in adult patients with acutely symptomatic schizophrenia: a randomized, double-blind, placebo-controlled, dose-response study. *International clinical psychopharmacology, 25*(5), 247-256.

Hough, D. et al. (2010). Paliperidone palmitate maintenance treatment in delaying the time-to-relapse in patients with schizophrenia: a randomized, double-blind, placebo-controlled study. *Schizophrenia Research, 116*(2-3), 107-117.

OMJ, P. (2009). Invega Sustenna (Paliperidone Palmitate) Extended Release Injectable Suspension: Prescribing Information.

Samtani, M. et al. (2009). Maintenance dosing of once-monthly (4-weekly) paliperidone palmitate in schizophrenia: pharmcokinetic rationale based on population simulations. paper presented at: Annual Meeting of the College of Psychiatric and Neurologic pharmacists 2009.

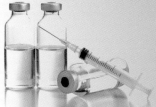

III. 인베가 트린자®

오상훈, 이윤나

1. 개요

기존에는 2주 또는 4주 간격의 요법을 가진 항정신병 약물 장기지속형 주사제만 있었다. 이후 팔리페리돈 팔미테이트(paliperidone palmitate) 1개월 제형(이하 인베가 서스티나®)을 3개월로 늘린 팔리페리돈 팔미테이트 3개월 제형(이하 인베가 트린자®)이 개발되었고, 2015년에 미국 FDA 승인, 국내에는 2016년에 도입되었다. 인베가 트린자®(Invega Trinza®)는 인베가 서스티나®와 유사한 나노크리스탈(nanocrystal) 기술을 사용하지만, 나노입자의 크기를 증가시켜 팔리페리돈의 지속적인 방출을 더 늘려 투여 간격을 연 4회로 크게 연장시켰다.

2. 적응증

1) 조현병의 유지치료

단, 인베가 서스티나®로 최소 4개월 동안 충분히 치료된 경우에 한하여 인베가 트린자® 투여를 시작할 수 있다.

2) 약가(2020년 11월 기준)

인베가 트린자®	급여상한금액(원)	산정특례 10% 기준 환자 부담금(원)
175mg eq. (273mg)	519,675	51,968
263mg eq. (410mg)	640,462	64,046
350mg eq. (546mg)	723,597	72,360
525mg eq. (819mg)	888,258	88,826

3. 용량 및 용법

1) 투약 전 고려 사항

(1) 인베가 트린자® 시작 전에 마지막 두 번의 인베가 서스티나®의 용량은 동일하게 투여할 것이 권장된다.

첫 번째 인베가 트린자® 주사 시점은 마지막 인베가 서스티나® 투여 후 다음 주사 예정일의 ±7일이어야 한다.

(2) 인베가 트린자® 시작 용량은 이전 인베가 서스티나® 등가 용량의 3.5배 높은 용량으로 시작하면 된다(〈표 3-1〉 참고). *인베가 서스티나® 25mg eq.에서 인베가 트린자® 로의 전환은 연구되지 않았음.

〈표 3-1〉 인베가 서스티나®에서 인베가 트린자®로 전환할 때 시작 용량

마지막에 투여된 인베가 서스티나® 용량	인베가 트린자® 시작 용량
50mg eq. (78 mg)	175mg eq. (273 mg)
75mg eq. (117 mg)	263mg eq. (410 mg)
100mg eq. (156 mg)	350mg eq. (546 mg)
150mg eq. (234 mg)	525mg eq. (819 mg)

2) 용량 조절

필요시 3개월마다 175~525mg eq. 범위 내에서 개별 환자의 내약성 및 유효성에 따라 조정할 수 있다. 하지만 인베가 트린자®의 장기지속성으로 인해 환자의 용량 조절 반응은 몇 개월 후에 나타날 수도 있음을 염두에 두어야 한다.

3) 투여를 놓친 경우

(1) 권장 투여: 3개월에 한 번씩, 전후로 2주 이내에 투여

(2) 투여를 놓친 경우

① 3.5개월 초과 4개월 미만인 경우에는 이전에 놓친 투약 용량을 그대로 투약한다.

② 9개월을 초과한 경우에는 처음부터 다시 시작한다. 즉, 최소 4개월간의 인베가 서스티나® 치료를 한 이후에 인베가 트린자®를 고려한다.

③ 4개월 이상 9개월 이하는 인베가 서스티나® 2회를 같은 용량으로 1주 간격으로 투여 후, 1개월째 인베가 트린자®를 주사한다(〈표 3-2〉 참고).

〈표 3-2〉 마지막 주사 투여 후 4개월 이상 9개월 이하의 주사 시점을 놓친 경우

이전 인베가 트린자® 용량	우선 1주 간격으로 2번의 인베가 서스티나® 투여 (삼각근에 주사)		이후 인베가 트린자® 투여 (삼각근이나 둔부근에 주사)
	1일째	8일째	8일째 투약 후 1개월째
175mg eq.	50mg eq.	50mg eq.	175mg eq.
263mg eq.	75mg eq.	75mg eq.	263mg eq.
350mg eq.	100mg eq.	100mg eq.	350mg eq.
525mg eq.	150mg eq.	150mg eq.	525mg eq.

4) 투여 원칙

(1) 의료진만이 투여할 수 있다.

(2) 주사기 팁(tip) 방향을 위로 하여 투여 5분 내에 15초 이상 인베가 서스티나®보다 더 오래 힘차게 흔들어야 한다.

(3) 용량을 나누어 투여하지 않도록 한다.

(4) 근육 깊이 천천히 투여한다. *혈관에 투여하지 않도록 주의

(5) 주사기 내의 전 용량을 삼각근 또는 둔부근에 깊게 근육 주사한다.

4. 효과

1) 급성기

적응증에 해당하지 않는다.

2) 유지치료

조현병에서 재발까지 걸린 시간(time to relapse)이 위약에 비해 유의하게 지연되었고, 재발률 및 증상·기능 관해율이 인베가 서스티나®와 유사하였다.

5. 부작용

안전성 및 내약성은 인베가 서스티나®와 유사하였다.

초반에 기립성 저혈압, 어지러움, 빈맥 등이 발생할 수 있고 투여 기간이 길어지면 점차 빈도가 줄어들 수 있다. 하지만 추체외로 증후군, 프로락틴 증가는 투여 기간이 길어진다고 호전되지 않는다. 이 외에도 주사 부위 통증(삼각근 > 대둔근), 체중 증가, QTc 간격 연장, 좌불안석증이 생길 수 있다.

6. 주의 사항

1) 약물 상호작용

(1) 기립성 저혈압을 유발할 수 있는 약물과 병용 시 상가적 효과(additive effect)에 주의하여 생체신호를 모니터링해야 한다.

(2) QTc 간격을 연장시키는 약물과 병용 시 주의가 요구된다.

(3) CYP3A4의 강력한 유도제(strong inducer) 병용 시 팔리페리돈 혈중 농도가 감소될 수 있다.

(4) P–당단백(P-glycoprotein)의 강력한 유도제 병용 시 팔리페리돈 혈중 농도가 감소될 수 있다.

(5) 도파민 작용제(dopamine agonist) 병용 시 길항작용을 할 수 있으므로 그 영향을 모니터링해야 한다.

2) 특수 환자군에서의 사용

(1) 신기능 저하 *충분히 연구되지 않아 경구 팔리페리돈 연구에 기반함.

① 경도(CrCl 50~79mL/min)

이전에 성립된 인베가 서스티나® 용량에 기반해서 주의하여 투여해야만 한다.

② 중등도–고도(CrCl < 50mL/min)

투여해서는 안 된다.

(2) 간기능 저하 *충분히 연구되지 않아 경구 팔리페리돈 연구에 기반함.

① 경도–중등도(Child-Pugh class A, B)

용량 조정이 필요하지 않다.

② 고도(Child-Pugh class C)

안전성을 보장할 수 없으므로 주의해야 한다.

(3) 임산부 및 수유부

① 임산부

임신한 여성에서 안전성은 확립되지 않았다. 인베가 트린자®의 경우 단회 투여 후 18개월까지 혈장에서 검출되므로, 임신 전 또는 임신 1·2기에 이 약을 투여함으로써 태아 및 신생아가 약물에 노출될 가능성이 다른 제형에 비해 높다.

② 수유부

동물과 사람 대상 연구에서 팔리페리돈은 모유를 통해 분비되었다. 따라서 인베가 트린자®를 투여받는 산모는 수유를 해서는 안 된다. 이 약의 단회 투여 후 18개월까지 혈장에서 검출되므로, 수유 장시간 전에 투여하였다고 하여도 모유수유를 한 유아는 위험에 노출될 수 있다.

(4) 고령자

① 인베가 트린자®는 65세 이상에서 충분히 연구되지 않았다. 고령자는 신기능이 저하될 수 있으므로 이에 대한 주의 깊은 모니터링이 권고된다.

② 치매가 있는 고령의 시험대상자에서 비정형 항정신병제는 위약에 비해 사망을 포함한 뇌혈관 약물

이상반응(뇌졸중 및 일과성허혈발작)의 빈도가 더 높았다. 인베가 트린자®는 이 연구가 행해진 시기에는 시판되지 않았고, 치매 관련 정신병 환자의 치료에는 허가되지 않았다.

---

t a k e   h o m e   *m e s s a g e*

✓ 인베가 서스티나®로 최소 4개월 동안 충분히 치료된 경우 사용한다.

✓ 인베가 트린자®의 시작 용량 = 3.5 x 마지막에 투여된 인베가 서스티나® 용량

✓ 3개월(±2주)에 한 번씩 투여하는 것이 원칙(*투여를 놓친 경우, 마지막 주사 후 4개월까지는 이전 용량 그대로 투여 가능하지만 4개월 이상에서는 용량 조절 필요)이나, 개인에 따라 3개월 근처가 되며 약물 농도가 감소되는 경우가 있으므로 필요시 투여 간격을 적절히 조절해야 한다.

증례 1 치료 순응도 문제(경구 약물의 반복적인 자의 중단)로
인베가 트린자® 장기지속형 주사제를 사용했던 33세 남자

환자는 출산 및 발달상의 문제는 없었고, 공군 만기 제대를 하였다. 정신과적 가족력은 부인하였다. 대학교 졸업 후 20대 후반부터 커피숍을 운영하면서 경제적인 스트레스를 받았다. 29세 때 짜증이 늘고 예민해져 집 밖으로 잘 나가려 하지 않았고, 방에서 외톨이로 지냈다.

30세가 되면서 환자는 누군가 자신을 감시하고, 마주친 사람들이 자신을 무시한다는 피해망상이 발생하였으며, 자신에 대해서 논평하는 환청이 동반되었다. 이와 함께 혼자 있고 싶어 하는 경향과 의욕 없는 모습도 더욱 심해졌다. 이에 정신건강의학과 의원을 방문하여 조현병으로 진단받고 리스페리돈 2mg을 복용하였다. 이후 망상이 다소 줄어들고 활동량과 의욕이 다소 늘어나는 모습이었다. 그러나 투약 2개월째에 자의로 약물을 중단하였고, 서서히 피해사고 및 불안이 악화되었다. 가족들에게도 공격적인 모습을 보였고 사회적 위축도 다시 심해졌다. 이에 가족들이 환자를 데리고 인근 병원의 정신건강의학과 외래를 방문하였고, 환자는

치료 필요성에 대해서 부인하였다.

이전에 리스페리돈에 효과가 있었던 것으로 판단하여 3mg 까지 증량하였고, 환자의 병식 부족과 약물 중단 경험을 고려하여 추후 장기지속형 주사제로의 전환을 위해 팔리페리돈을 추가하였다. 외래에서 리스페리돈을 서서히 감량하여 중단하였고, 팔리페리돈은 서서히 증량하여 9mg을 투약하였다. 이후 환자는 조금씩 일상생활을 시작하다가, 커피숍을 다시 운영하며 가끔 친구들을 만나는 수준까지 회복되었다. 환자에게 경구 약물에서 장기지속형 주사제로의 전환을 권유하였으나, 환자는 일단 경구 약물을 유지하겠다고 하였다.

수개월 후 환자는 다시 자의로 약물을 중단하였고, 이어서 활동이 감소하여 방에서만 지내며 간헐적으로 모친에게 폭력적인 모습을 보였다. 1~2개월 정도 투약이 중단된 것으로 파악하였고, 외래에서 인베가 서스티나® 150mg eq.를 시작하였다. 8일째에 두 번째 주사 후 관절의 뻣뻣함을 호소하여 세 번째 주사는 100mg eq.으로 감량하였다. 이후 서서히 증상이 호전되고 대인관계가 늘어나는 모습이었다. 여섯 번째 주사 시 인베가 트린자® 350mg eq.로 교체하여 주사하였고, 약물 부작용은 없었다. 환자는 사회에 재적응하며 결혼을 하였고, 외래에서 안정적으로 치료 중이다.

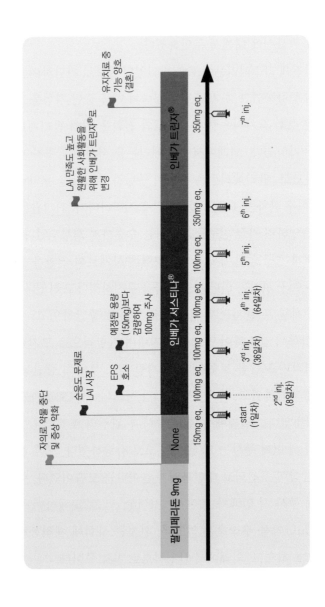

증례 2 초발 정신증에서 인베가 트린자® 장기지속형 주사제를 사용한 24세 여자

환자는 발달상의 문제는 없었고, 정신과적 가족력은 부인하였다. 할아버지가 파킨슨병이 있었으나, 우울 증상 등은 없었다고 하였다. 환자는 평소 스트레스 관리에 서툰 편이었다고 한다. 그러나 학창시절 대부분 기간 동안 대인관계가 원만한 편이었고, 학업 성취도는 중간 정도였다.

대학 졸업 후에 취업 준비를 하면서 주로 집에서만 지냈는데, 소음에 예민해졌으며 곧 환청이 발생하였다(자신에 대해 안 좋은 소리가 들리는 것을 갑자기 알게 되었다고 함). 환청의 내용은 주로 수치스러운 말이나 협박성의 내용이었고, 환자는 이로 인해 겁이 많아지고 소극적으로 변했다. 관련하여 피해망상 및 관계망상, 사고주입, 사고전파 증상이 있었으며, 말수가 줄어들고 눈맞춤이 저하되었다. 불안과 불면이 동반되었고, 누군가 도청하는 것 같은 생각에 환자는 추운 날씨에도 수시간 바깥을 배회하는 등의 행동을 보였다. 이에 대학병원 외래를 방문하여 초발 정신증(R/O schizophreniform disorder) 진단하에 팔리페리돈 경구 약으

로 약물치료를 시작하였다. 외래에서 3개월간 약물을 서서히 증량하여 팔리페리돈 9mg, 벤즈트로핀 1mg으로 투약하였고, 발병 초기와 비교하여 많이 호전되었으나 간헐적인 환청과 관계사고 등의 잔존 증상이 남아 있었다.

환자와 보호자는 외래에서 진행된 질병교육을 받은 후에 경구 약물을 장기지속형 주사제로 바꾸고 싶다고 하였다. 약물치료를 시작한 지 7개월 경과된 시점이었고, 팔리페리돈 9mg은 중단하면서 인베가 서스티나® 150mg eq.를 시작하였다(벤즈트로핀 1mg은 유지하였음). 스케줄대로 첫 주사 후 9일째에 100mg eq. 주사, 이로부터 약 4주 후에 150mg eq.를 주사하였다. 초기에 특별한 부작용은 관찰되지 않았으나, 잔존 증상이 간헐적으로 있어 prn 올란자핀 2.5mg을 처방하였다.

환자는 장기지속형 주사제에 대한 만족감을 표현하면서 약효가 더 오래 유지되는 인베가 트린자®로 교체하기를 원하였다. 이에 인베가 서스티나®로 5개월 치료한 시점에 인베가 트린자® 525mg eq.를 주사하였다. 혹시 발생할지도 모르는 좌불안석증(akathisia) 등을 대비하여 prn 벤즈트로핀 2mg, 로라제팜 0.5mg을 같이 처방하였다.

환청은 인베가 서스티나®에서 인베가 트린자®로 교체할

즈음부터 없어졌으며, 현재도 환청은 없다고 하였다. 관계
사고는 아주 경미하게 있는 것으로 평가되었으나 기능에 영
향을 줄 정도는 아니었고, 표정과 눈맞춤이 호전되었다. 전
반적으로 기능이 상당히 회복되었고, 현재 친구들과 연락하
고 있으며 취업을 위해 시험 공부를 하며 지내고 있다.

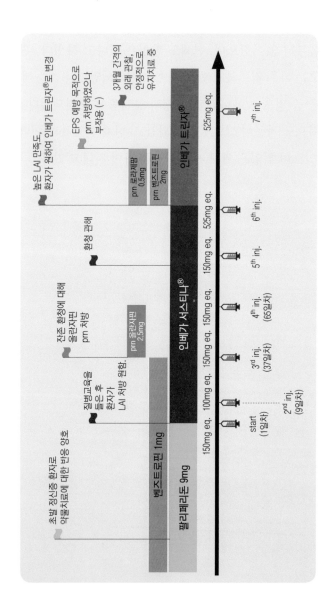

증례 3 인베가 트린자®로 교체하고 부작용으로 인해 인베가 서스티나®로 변경한 28세 남자

환자는 내과적 질환이 없었고 머리를 다친 적도 없었다. 발달은 또래보다 빠른 편이었다. 다소 소극적인 성격이었으나 학창 시절에 친구 관계는 원만하였으며, 성적은 우수한 편이었다. 정신과적 가족력으로 3차 친족 내에 자살로 사망한 친척이 두 명 있었다.

고등학교 1학년 재학 중에 정신증이 발병하였다. 자신에게 냄새가 나서 학교 사람들이 자신을 싫어한다고 하며 교복을 매일 세탁하는 모습을 보여 인근 정신건강의학과 의원을 방문하였으나 환자가 치료를 거부하였다. 이후 가족들이 모두 자신을 속이고 있다, TV에서 자신에 대해 이야기를 한다는 등의 피해망상과 관계망상을 보였다. 이에 대학병원의 소아정신과에 방문하여 조현병 진단을 받고 입원치료를 받았다. 이후 올란자핀과 아리피프라졸을 복용하면서 증상이 호전된 상태로 지냈으나, 약물 순응도는 그다지 높지 않았다. 이로 인해서 2~3년 간격으로 재발이 두 차례 있었다.

두 번째 재발 당시(2015년) 입원치료 중에 인베가 서스티나® 100mg eq.를 시작하였고, 쿼티아핀 200mg을 병용하면서 정동 및 망상적 사고가 호전되었다. 직장에서 계약직을 유지하며 비교적 안정적인 상태가 유지되어 외래에서 경구 약물을 중단, 인베가 서스티나®는 75mg eq.로 감량하여 주사하였다. 2019년에 인베가 서스티나® 75mg eq.에서 인베가 트린자® 263mg eq.로 변경하였으며, 멍한 느낌이 지속되어 두 번째 주사 시에는 175mg eq.로 감량하여 투약하였다. 이후 환자는 민감해지고 스트레스에 취약한 모습을 보이는 등 약간 불안정한 양상이었으나, 두드러진 증상 악화는 없어서 세 번째 주사도 175mg eq.로 유지하였다. 이후 비교적 급격하게 불면, 피해망상, 환청 등의 정신병적 증상이 재발하였으며, 입원하여 인베가 트린자®를 인베가 서스티나® 75mg eq.로 교체하였고 경구 팔리페리돈, 쿼티아핀, 올란자핀을 추가로 투약하면서 증상이 호전되었다.

퇴원 후 증상이 안정된 상태로 지내고 있으며, 현재 투약은 인베가 서스티나® 75mg eq.와 올란자핀 2.5mg이다. 환자는 직장을 그만두었고, 학원을 다니며 자기개발을 하며 지낸다.

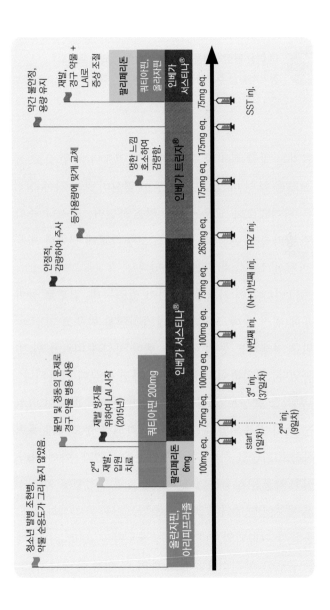

증례 4

더 이상 클로자핀을 증량할 수 없어 인베가 트린자® 장기지속형 주사제를 병용하였던 26세 여자

환자는 발달 과정상 큰 문제는 없었으나 자주 울고 예민한 모습을 보인 바 있었다. 공부는 열심히 하지 않아 성적은 낮은 편이었으나 교우관계는 양호하였다. 그러나 중학교 때는 왕따를 당한 적이 있었고, 고등학교에 진학한 이후로는 비행 청소년들과 어울려 다녔다.

2011년(고2)에 가출을 한 적이 있었는데, 집으로 돌아온 이후에 천장에 대고 혼자 중얼거리면서 싸우고 자신의 배 부위를 자해하는 등의 행동을 보여 정신과 치료를 받기 시작하였다. 입원하여 약물치료를 하면 증상이 완화되나, 퇴원 후 약물 순응도가 떨어져 증상이 악화되고 다시 입원을 하는 것이 반복되었다. 증상이 악화되면 부모에게 폭력을 행사하고 가출을 하며 와해된 행동을 보였다. 이에 여러 항정신병 약물을 사용하였으나 크게 효과가 없었고, 충동적인 자해 행동이 반복되어 2016년에 클로자핀을 시작하였다.

증상이 지속되었으나 환자는 클로자핀 100mg 이상에서 심한 졸음과 어지러움을 호소하여 더 이상 증량할 수가 없

었다. 약물 순응도가 좋지 않고 다른 경구 약물을 병합하기가 어려워 클로자핀에 장기지속형 주사제를 병합하기로 하였다. 2017년에 인베가 서스티나® 150mg eq.를 투약하였고, 이후 증상 및 행동문제가 다소간 호전되는 양상을 보여 2018년 초에 인베가 트린자® 525mg eq.로 전환하였다.

클로자핀 87.5mg, 인베가 트린자® 350mg eq., 지프라시돈 60mg을 복용하고 있음에도 간헐적으로 혼잣말이나 예민하고 충동적인 모습을 보일 때가 있지만 정신건강복지센터를 잘 다니고 있으며 자해를 포함한 문제행동은 어느 정도 조절이 된 상태이다.

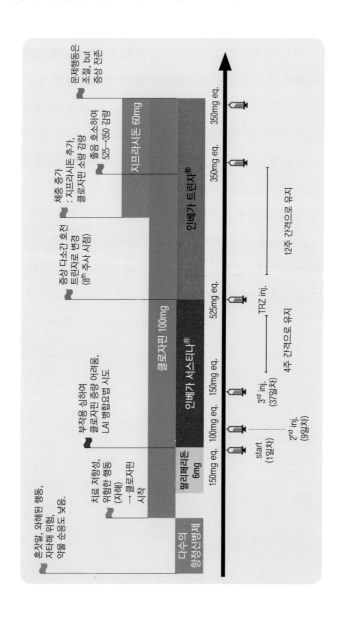

참고문헌

Berwaerts, J. et al. (2015). Efficacy and Safety of the 3-Month Formulation of Paliperidone Palmitate vs Placebo for Relapse Prevention of Schizophrenia: A Randomized Clinical Trial. *JAMA Psychiatry, 72*(8), 830-839.

Gopal, S. et al. (2015). Practical guidance for dosing and switching from paliperidone palmitate 1 monthly to 3 monthly formulation in schizophrenia. *Current Medical Research and Opinion, 31*(11), 2043-2054.

Kaplan, G. et al. (2013). Impact of long-acting injectable antipsychotics on medication adherence and clinical, functional, and economic outcomes of schizophrenia. *Patient Prefer Adherence, 7*, 1171-1180.

Kishimoto, T. et al. (2014). Long-acting injectable vs oral antipsychotics for relapse prevention in schizophrenia: a meta-analysis of randomized trials. *Schizophrenia Bulletin, 40*(1), 192-213.

Leucht, C. et al. (2011). Oral versus depot antipsychotic drugs for schizophrenia: a critical systematic review and meta-analysis of randomised long-term trials. *Schizophrenia Research, 127*(1-3), 83-92.

Marcus, S. C. et al. (2015). Antipsychotic Adherence and Rehospitalization in Schizophrenia Patients Receiving Oral Versus Long-Acting Injectable Antipsychotics Following Hospital Discharge. *Journal of Managed Care & Specialty Pharmacy, 21*(9),

754-768.

Ravenstijn, P. et al. (2016). Pharmacokinetics, safety, and tolerability of paliperidone palmitate 3-month formulation in patients with schizophrenia: A phase-1, single-dose, randomized, open-label study. *The Journal of Clinical Pharmacology*, *56*(3), 330-339.

Savitz, A. J. et al. (2016). Efficacy and Safety of Paliperidone Palmitate 3-Month Formulation for Patients with Schizophrenia: A Randomized, Multicenter, Double-Blind, Noninferiority Study. *The International Journal of Neuropsychopharmacology*, *19*(7).

Savitz, A. J. et al. (2017). Paliperidone palmitate 3-month treatment results in symptomatic remission in patients with schizophrenia: a randomized, multicenter, double-blind, and noninferiority study. *International Clinical Psychopharmacology*, *32*(6), 329-336.

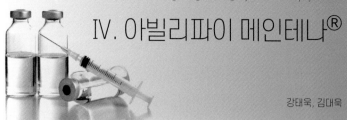

Ⅳ. 아빌리파이 메인테나®

강태욱, 김대욱

1. 개요

아빌리파이 메인테나(Abilify Maintena)® 주사제는
Otsuka Pharmaceutical Company(OPC)와 H.Lundbeck
A/S(Lundbeck)이 공동 개발한 서방현탁주사제이다. 아
빌리파이 메인테나® 주사제와 동일하게 아리피프라졸
(aripiprazole)을 주성분으로 하는 경구제로는 아빌리파이
정과 아빌리파이오디정이 있다. 국내에서 아빌리파이정은
2004년, 아빌리파이오디정은 2013년 출시되었으며, 조현병
치료제로 발매된 이후 양극성장애와 관련된 급성 조증 및
혼재 삽화의 치료, 주요우울장애 치료의 부가요법제, 자폐
장애와 관련된 과민증, 뚜렛장애에 이르기까지 다양한 정신

질환에 대한 치료 효과가 입증되었다. 장기지속형 주사제인 아빌리파이 메인테나® 주사제는 이러한 아리피프라졸의 주요한 효능효과에 더하여, 4주 1회 투여를 통해 조현병 환자의 치료와 양극성장애 1형 환자의 유지치료에 있어서 약물 순응도 및 치료결과의 개선을 기대할 수 있다.

2. 적응증

1) 조현병의 급성기 치료 및 유지치료
2) 양극성장애 1형 유지치료를 위한 단독요법

양극성장애 1형의 유지치료가 보험으로 적용되기 위해서는 재발로 인한 입원 기록(입원 2회 이상)이 있어야 한다.

3) 약가(2019년 11월 기준)

아빌리파이 메인테나®	급여상한금액(원)	산정특례 10% 기준 환자 부담금(원)
400mg	196,389	19,639
300mg	167,854	16,785

3. 용량 및 용법

1) 투약 전 고려 사항

(1) 내약성 확인

① 아리피프라졸을 복용한 적이 없는 환자는 이 주사
제로 치료를 시작하기 전에 경구용 아리피프라졸
로 내약성을 확립하는 것이 필요하다.

② 경구용 아리피프라졸의 반감기를 고려할 때 2주 동
안 내약성이 충분히 평가되어야 한다.

③ 참고로, 이탈리아와 스페인 정신과 의사들의 전문
가 의견(expert's consensus)에서는 아리피프라졸
5~10mg 정도의 비교적 낮은 용량으로 내약성 평
가를 하는 것도 도움된다고 권고하였다.

2) 용량 조절(등가용량도 포함)

(1) 기본 원칙

권장되는 시작 및 유지 용량은 매달 400mg이다. 400mg
투여 시에 이상 반응이 있는 경우에 300mg으로 감량을 고
려할 수 있다. 임상 실제에서 저용량의 아리피프라졸을 사

용하고 있던 경우, 300mg 투여로 시작한 후 유지하는 경우
도 많지만 아직 확립되지는 않았다.

(2) 첫 주사 후 14일간 항정신병 약물을 병용
① 아리피프라졸을 사용하고 있는 환자의 경우
    주사제를 첫 투여한 후, 아리피프라졸의 치료 농도에
    도달하기 위해 이전에 복용하고 있던 용량에서 조절하
    여 경구용 아리피프라졸(10~20mg)을 14일간 계속해
    서 복용해야 한다.

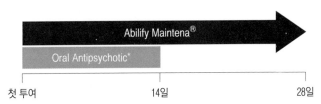

* Oral aripiprazole(10~20mg) or current oral antipsychotic.

현재의 용량이 20~30mg이라면 중첩 기간(overlap
period)인 14일 동안 15mg을 복용하는 것을 권고한다.
현재의 용량이 10~20mg이라면 중첩 기간인 14일 동안
10mg 또는 현재 용량을 유지할 것을 권고한다.

US, EU

현재 용량	Overlap 용량
>20~30mg	15mg
10~20mg	10mg 또는 현재 용량 유지(10~20mg)

Japan(Asia)

현재 용량	Overlap 용량
18, 24mg	12mg
6, 12mg	6mg

② 다른 경구용 항정신병 약물을 사용하고 있는 환자의 경우

내약성 확인을 위한 경구용 아리피프라졸 제제로 전환시 1~4주간의 충분한 교차 기간을 가지는 것이 도움이 될 것으로 보인다. 다른 항정신병 약물을 사용하던 환자 중 아빌리파이 메인테나®로 전환했던 연구에서 경구용 아리피프라졸을 1~4주간의 사용하며 충분한 교차 적정(cross titration) 기간을 가졌던 경우, 이상 반응으로 연구를 중단한 경우(239명 중 7명, 2.7%)가 적었다. 반면, 1주 이하의 짧은 교차 적정 기간을 가졌던 경우 이상 반응으로 연구를 중단한 경우(48명 중 5명, 10.5%)가 많았다.

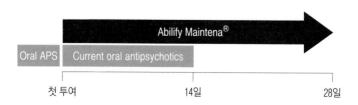

③ 다른 장기지속형 주사제를 사용 중인 환자의 경우

　아직 일관된 권고 사항은 없다. 일본, 이탈리아, 스페인 정신과 의사들의 전문가 의견을 참고할 때 3가지 방법이 고려된다.

a. 첫 번째 전략: 즉각적 교체(immediate switch)

－이전 장기주사제를 아리피프라졸 주사제로 바로 교체하는 방식이다.

－이전의 장기주사제가 부작용이 심한 경우 고려할 수 있다.

－현재 양성 증상[망상(delusions), 환각(hallucinations), 불안(agitation), 이상행동(disorganized behavior)]이 없으며 양성 증상 발현에 대한 위험이 적은 경우에 고려할 수 있다.

b. 두 번째 전략: 중첩 후 중단(overlap and discontinuation)

－이전 장기주사제와 아리피프라졸 주사제를 동시에 사용하다가 일정 기간이 지난 후 이전 장기주사제를 바로 중단하는 방법이다.

－급성 재발 위험도(acute relapse risk)가 클 때 고려할 수

있다.

−두 개의 장기주사제를 사용하더라도 심각한 부작용 발현의 위험이 적은 경우 고려할 수 있다.

−비교적 장기간 동안 경구용 항정신병 약물의 투여가 어려울 때 고려할 수 있다.

c. 세 번째 전략: 점감과 중첩(tapering and overlap)

−아리피프라졸 주사제 사용 후 기존 장기주사제의 용량을 줄여 나가며 중단하는 방법이다.

−급성 재발 위험도(acute relapse risk)가 높을 때 고려할 수 있다.

−반동과 금단(rebound and withdrawal) 증상이 문제가 될 때 고려할 수 있다.

−비교적 장기간 동안 경구용 항정신병 약물의 투여가 어려울 때 고려할 수 있다.

3) 투여를 놓친 경우

(1) 두 번째 또는 세 번째 투여 시점에서 투여를 놓친 경우

① 투여 예정일이 1주 미만 경과 시: 가능한 한 빨리 투여한다.

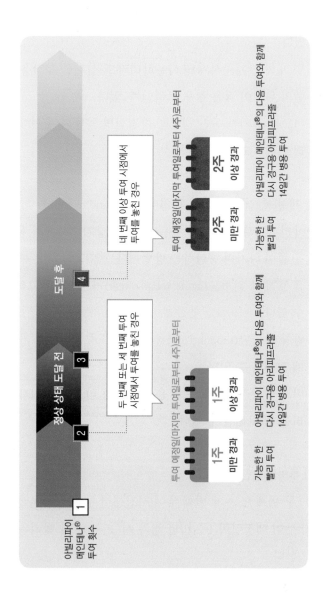

② 투여 예정일이 1주 이상 경과 시: 아빌리파이 메인테나
  ®의 투여와 함께 다시 경구용 아리피프라졸을 14일간
  병용 투여한다.

(2) 네 번째 이상 투여 시점에서 투여를 놓친 경우
① 투여 예정일이 2주 미만 경과 시 → 가능한 한 빨리 투
  여한다.
② 투여 예정일이 2주 이상 경과 시 → 아빌리파이 메인
  테나의 다음 투여와 함께 다시 경구용 아리피프라졸을
  14일간 병용 투여한다.

4) 투여 원칙

(1) 의료진만이 투여할 수 있다.
(2) 삼각근 또는 둔부근에 근육 주사로만 사용한다. *혈관
  에 투여하지 않도록 주의
(3) 희석 후 즉시 주사기 내용물 전량을 주사한다.
(4) 차회 주사 시 반대쪽 삼각근 또는 둔부근에 번갈아 주
  사한다.

4. 효과

1) 조현병 급성기 치료에서의 효과

아빌리파이 메인테나® 주사제의 조현병 급성 치료에 대한 연구에 의하면, 위약군에 비해 아빌리파이 메인테나® 주사제 투여군에서 우수한 효과를 보였다. 아빌리파이 메인테나® 주사제 400mg 투여군은 대조군에 비해 PANSS 총점, CGI-S 점수로 평가한 조현병의 증상이 1주차부터 대조군에 비해 유의하게 개선되었으며, 이는 10주간의 전체 연구 기간 내내 유지되었다.

2) 조현병 유지치료에서의 효과

아빌리파이 메인테나® 주사제는 조현병 유지치료에서도 장점을 보였다. 12개 국가 108개의 기관에서 진행되었던 아빌리파이 메인테나® 주사제의 유지치료(52주)에 대한 연구에서는 임박한 재발까지의 시간에서 아빌리파이 메인테나® 주사제 투여군이 위약군에 비해 재발하기까지의 기간을 유의하게 연장했으며, 재발의 위험성을 1/5로 감소시켰다(HR 5.03, CI 3.15~8.02). 재발률에서도 아빌리파이 메인테나®

주사제 투여군은 10%, 위약군은 39.6%로 아빌리파이 메인테나® 주사제의 우수한 재발 억제 효과를 보여 주었다.

안정화된 조현병 환자의 유지기 치료에서 아빌리파이 메인테나®의 사용은 아리피프라졸 경구 제제와 유사한 효과를 보였으며, 임박한 재발까지의 걸리는 시간에서 아빌리파이 메인테나® 400mg 투여군은 아리피프라졸 경구 제제 (10~30mg) 투여군과 비슷하였으며, 아빌리파이 메인테나 50mg 투여군에 비해서는 우수함을 보였다.

3) 양극성장애 I형의 유지치료에서의 효과

아빌리파이 메인테나® 주사제 투여군은 위약군에 비해 삽화 재발까지의 시간을 늦추었으며, 통계적으로 유의한 차이를 보였다(HR 0.45, CI 0.30~0.68). 재발을 경험한 환자의 비율에서도 아빌리파이 메인테나® 주사제 투여군이 위약군에 비해 현저하게 낮아, 우수한 재발 억제 효과를 보여 주었다(각 26.5%, 51.1%, P < 0.0001).

4) 팔리페리돈 장기지속형 주사제와의 비교

아빌리파이 메인테나® 장기지속형 주사제와 팔리페리돈 장기지속형 주사제 투여군 간 삶의 질과 기능을 비교한 연구를 보면, 28주간의 QLS 총점 변화량을 통한 삶의 질 평가에서 8주차부터 아빌리파이 메인테나® 주사제 투여군이 팔리페리돈 주사제 투여군에 비해 우위를 보였으며, 특히 35세 이하의 젊은 환자에서 이러한 차이가 더욱 두드러졌다. 그 외에 CGI-S, IAQ(연구자 설문조사) 평가에서도 아빌리파이 메인테나® 주사제 투여군이 팔리페리돈 주사제 투여군에 비해 유의한 개선을 보였다. 또한 치료 중단율에서도 아빌리파이 메인테나 주사제 투여군은 29.7%로 팔리페리돈 주사제 투여군의 36.7%에 비해 낮은 결과를 보였다.

5. 부작용

환자에게서 가장 흔하게 나타나는 부작용(incidence > 5%)은 좌불안석증, 불안, 두통, 불면, 떨림, 체중 증가였으나, 대부분의 부작용은 경도에서 중등도였다.

이전에 복용하던 항정신병약제의 종류는 아빌리파이 메인테나® 사용 시 보이는 부작용에 영향을 미치지 않았다. 주사 부위 통증을 호소하는 환자는 아빌리파이 메인테나® 사용 시 5.4%, 위약군은 0.6%로 아빌리파이 메인테나® 사용 시 통증을 호소하는 비율이 높았다. 삼각근 주사 시 대둔근보다 높은 비율의 통증을 호소하였으나, 주사 횟수가 늘어나면서 통증을 호소하는 비율이 점차 감소되었다.

그 외 평균 체중 변화 및 임상적으로 유의한 체중 변화의 비율은 아빌리파이 메인테나® 사용군에서 대조군에 비해 높게 나타났으며, EPS 점수는 아빌리파이 메인테나® 주사제 사용군과 대조군에서 유의한 차이를 보이지 않았다.

6. 주의 사항

1) 약물 상호작용

(1) CYP3A4 저해제인 케토코나졸(ketoconazole) 등을 사용할 때, CYP2D6 저해제인 퀴니딘(quinidine) 등을 사용할 때, 용량과 용법의 주의가 필요하다.

(2) CYP3A4 유도제인 카바마제핀(carbamazepine) 등을 사용할 때, 용량과 용법의 주의가 필요하다.

(3) α adrenergic 수용체 길항작용이 있는 약제의 항고혈압의 효과를 증강시킬 가능성이 있다. 혈압을 모니터링하고 적절한 용량 조절이 필요하다.

(4) 벤조디아제핀(benzodiazepine)계 약물[예: 로라제팜 (lorazepam)]과 병용했을 때 진정의 정도와 기립성 저혈압의 빈도가 높았다. 모니터링과 적절한 용량 조절이 필요하다.

2) 특수 환자군에서의 사용

(1) 신기능/간기능 저하자

경증에서 중증의 신기능 저하자(GFR 15~90 mL/min)나 경증에서 중증의 간기능 저하자(Child-Pugh score between 5 and 15)에게도 용량을 유지할 수 있다.

(2) 소아 환자

소아 환자에서 이 약의 안전성과 유효성의 평가는 이루어지지 않았다.

(3) 노인 환자

① 일반적으로 고령 환자의 용량 선택은 주의가 필요하다. 간기능, 신기능, 심장 기능의 감소, 동반 질환 및 다른 약물치료의 높은 빈도를 고려하여야 한다.

② 치매가 있는 노인 정신질환 환자에서의 뇌졸중을 포함한 뇌혈관계 사고의 빈도가 더 높았다. 이 약은 치매성 정신질환의 치료에 대해 승인받지 않았

다. 치매를 동반한 정신질환 환자에 대한 이 약의 안전성과 유효성은 확립되지 않았다. 알츠하이머병과 관련된 정신질환을 가진 노인 환자에게 이 약이 처방될 경우, 우발적 사고나 흡인으로 이어지기 쉬운 연하곤란 및 과도한 졸림에 주의를 기울여야 한다.

(4) 임산부

임산부에서 이 약의 위험성을 확인할 수 있는 충분한 사용경험은 없다. 동물실험에서 사람에서의 최대 권장량보다 10~11배 높은 용량으로 투여 시 태아 사망, 태아 체중 감소, 잠복고환, 골화 지연, 골격 이상, 횡격막 탈장이 발견되었다. 임신 중에는 치료상의 유익성이 위험성을 상회하는 경우에만 사용하고 잠재적인 위험성이 있음을 주지시키는 것이 필요하다. 임신 후기에 아리피프라졸을 포함한 항정신병 약물에 노출된 신생아에서 초조, 과다근육긴장증, 근육긴장저하, 떨림, 졸림, 호흡곤란 및 섭식장애를 포함한 추체외로 및 금단 증상이 보고되어 유의가 필요하다.

(5) 수유부

이 약은 사람의 모유로 이행된다. 수유를 중단할지 또

는 약물을 중단할지에 대한 결정은 산모에 대한 약물 투여의 중요성을 고려하여 이루어지는 것이 필요하다.

3) 아리피프라졸 주사제가 허용되지 않거나 주의를 요하는 경우

(1) 이 약물에 과민증이 있다고 알려진 환자는 허용되지 않는다.

(2) 기립성 저혈압 환자의 경우 주의가 필요하다.

(3) 발작/경련의 기왕력이 있거나 역치를 낮추는 상태 (예: 알츠하이머 치매 환자 등)에서 주의가 필요하다.

(4) 인지력과 운동수행능력의 장애 가능성이 있는 환자의 경우 주의가 필요하다.

(5) 심부체온이 증가할 상태의 환자(예: 격렬한 운동, 과도한 열에 노출, 항콜린 작용이 큰 약제를 복용하는 경우, 탈수되기 쉬운 경우)의 경우 주의가 필요하다.

(6) 자살성향 가능성이 있는 환자의 경우 주의가 필요하다.

(7) ADHD 환자의 경우 주의가 필요하다.

(8) 중증의 간장애 환자에서 주의가 필요하다.

(9) 임산부 및 수유부에서 주의가 필요하다.

t a k e   h o m e   m e s s a g e

✓ 주사제 사용 전 내약성 확인이 필요하다.

✓ 첫 주사는 400mg으로 시작한다. 하지만 드물게 300mg에서 시작할 수 있다.

✓ 첫 주사 이후에 2주간 경구 아리피프라졸을 함께 복용한다.

✓ 4주에 한 번 투여하는 것이 원칙이다.

증례 1 치료 순응도 문제(병식 부족)로 반복적으로 양극성 정동장애가 재발했던 34세 양극성장애 여자

환자는 정신과적 가족력은 없었고, 초등학교 때까지는 원만한 대인관계를 유지하였다. 중학교에 진학하며 따돌림을 당하면서 고등학교를 졸업할 때까지 위축된 학교생활을 하며 지냈다. 그 무렵 우울감을 느끼기도 했지만, 정신건강의학과 치료를 받지 않았다.

고등학교 졸업 이후 아르바이트를 시작하였지만 오래 지속하지 못하였다. 30세에 반복적으로 죽으라고 지시하는 목소리의 환청, 들뜨는 기분, 수면 감소, 어머니의 뺨을 때리는 등의 공격적인 행동을 보여 정신건강의학과를 내원하여 양극성장애 진단하에 입원 치료를 시작하였다. 입원 후 조증 증상이 호전되어 퇴원 후 리튬 600mg, 아리피프라졸 2mg으로 외래치료를 지속하였지만 환자 및 보호자의 병식 부족으로 인해 규칙적 투약이 이루어지지 않고 재발이 잦았다.

34세 때 기분이 들뜨고 여러 가지 자격증 공부에 몰두하는 모습을 보였다. 내원 5일 전부터 잠을 자지 못하고 불안해하며 환청, 피해망상, 가족들에게 폭력적인 행동을 보여

정신건강의학과에 재입원하였다. 입원 후 증상 조절을 위해 리튬 600mg, 아리피프라졸 15mg까지 증량하였으나 좌불안석증이 발생하여 환자는 약물투여를 거부하였다. 부작용을 감소하고 양성증상 조절을 목적으로 아미설프라이드 600mg으로 변경하여 투약하였다. 하지만 아미설프라이드 투약 이후 환청 등의 정신병적 증상은 호전되었으나, 프로락틴(prolactin) 증가, 유즙 분비 등의 부작용이 나타났다. 치료자는 환자의 병식 부족과 치료 순응도를 고려하여 장기지속형 주사제로 전환하기로 하였다. 아리피프라졸 15mg을 복용했을 때 증상은 조절되었으나 부작용이 문제였기 때문에 아리피프라졸 10mg을 2주간 경구로 복용하며 아빌리파이 메인테나® 주사제 400mg으로 시작하였다. 장기주사제 사용 후 환청 등의 증상이 조절되었고, 좌불안석증의 부작용을 호소하지 않았으며, 프로락틴은 감소하기 시작했다. 현재 환자는 TDM 수치상으로 경구 약물인 리튬은 아직 불규칙 투약하는 것 같지만, 장기주사를 유지하며 부작용 없이 외래에서 안정적으로 치료 중이다.

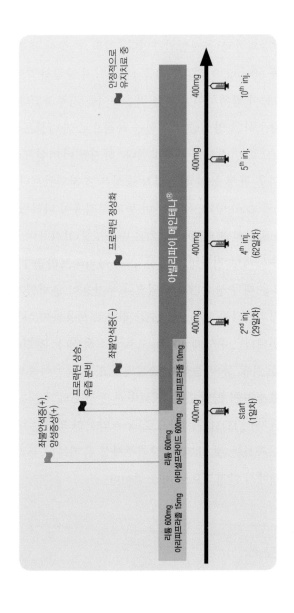

증례 2 약물 순응도를 정확히 확인하지 않아 아빌리파이 메인테나®
장기지속형 주사제 사용 후 부작용이 일어난 26세 여자

환자는 어릴 적부터 외향적인 성격으로 대인관계가 원만
했으며, 특별한 정신과적 가족력은 없었다. 내원 2년 전까
지 개인 병원에서 간호조무사로 근무할 정도로 기능이 좋았
으나 직장 동료 및 고객과의 갈등으로 스트레스를 받았다.

내원 6개월 전부터 직원들이 자신의 핸드폰을 해킹한다
는 피해 망상, 전화 통화 중에도 다른 사람의 목소리가 혼선
되어 들린다는 환청이 동반되어 직장을 그만두고 정신건강
의학과에 내원하여 조현병 진단하에 아리피프라졸 5mg을
투약하였다. 이후 15mg까지 증량하였고 피해망상, 환청 등
이 적절히 조절되며 호전되었다. 질병 및 투약교육을 하였
지만, 첫 발병이었던 환자와 보호자는 완치되었다고 생각하
며 약물치료를 중단하기를 원하였다. 더구나 재취업을 고
려하고 있어 약을 투약하는 것에 대해 거부감을 가지고 있
었다.

담당 의사는 경구로 투약하지 않는 장점이 있는 장기주사
제를 권유하였으나 환자는 이에 대한 거부감을 가지고 있어

외래에서 아리피프라졸 15mg을 지속 투여하였다. 담당 의
사와 보호자의 설득으로 환자의 동의를 얻어 장기주사제로
전환하기로 결정하였다. 아리피프라졸 10mg으로 감량하고
2주간 경구 복용하며 아빌리파이 메인테나® 주사제 400mg
으로 시작하였다. 1회 주사 후 주사 부위 통증, 좌불안석
증을 호소하며 장기주사제를 거부하여 다시 아리피프라졸
15mg 경구 약물로 변경하였다. 하지만 환자는 2주 후 외래
에서 진료실에서 앉지도 못할 정도로 좌불안석증이 심해졌
다. 경구 아리피프라졸을 중단하고 프로프라놀롤, 디아제
팜, 로라제팜, 클로나제팜, 벤즈트로핀 등의 약물을 매주 추
가적으로 사용해 보았지만 좌불안석증이 호전되지 않았고,
약 45일간 지속되었다.

환자는 아빌리파이 메인테나® 주사제를 사용하기 이전
에 처방받았던 아리피프라졸을 매우 불규칙하게 투약을 하
였던 것으로 이후에 확인되었다. 이런 사실을 몰랐던 담당
의사는 경구 약물의 규칙적 투약으로 아리피프라졸의 효과
와 내약성이 확인되었다고 판단하여 장기주사제로 변경하
였던 것이다.

이후 환자는 장기주사제에 대한 좋지 않은 기억으로 주사
는 거부하였고, 약물치료를 중단하겠다는 환자를 겨우 설득

하여 아리피프라졸 2mg으로 낮추어 경구 투약 중이다. 현재까지는 안정적으로 외래를 통해 추적 관찰 중이다.

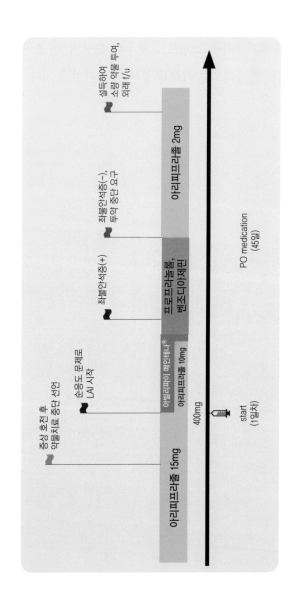

증례 3 치료 순응도 문제(경구 약물의 반복적인 자의 중단)로
입퇴원을 반복했던 38세 여자

　환자는 고등학교 2학년경 지시 환청, 피해망상, 증가된
이자극성과 공격적 행동으로 입원 치료를 받았다. 조현병
으로 진단된 환자는 약물 복용 후 빠르게 호전되었고 퇴원
후 백화점 아르바이트를 하였다. 그러나 환자는 졸음과 체
중 증가의 부작용을 호소하여 투약 중단을 하였고 1년 후
재발하였다. 그리고 입원 후 호전되어 퇴원하였다.

　정신과적 가족력이 없고 정신과적 질병과 약물에 대해 오
해가 있었던 가족들은 투약의 중요성을 인정하지 못했다.
가족들은 환자가 졸음과 체중 증가의 부작용을 호소할 때는
과도하게 불안해하면서 투약 중단을 종용하다가도 환자의
증상이 악화되면 투약할 것을 종용하였다. 잦은 약물 중단
으로 환자가 반복적으로 입원을 하고 더 이상의 대인관계와
직업적 기능 유지가 어렵게 되고서야 가족들은 투약의 중요
성을 인지하게 되었다. 그러나 그들은 환자의 투약에 지나
치게 통제하고 간섭하였다. 가족들은 환자의 조그마한 투
약 시간의 변동도 허락하지 않았다. 환자는 자신의 증상을

극복하기 위해 약을 복용하는 것이 아니라 가족을 위해 (가족이 덜 불안해하고 가족이 자신에게 덜 개입적이 되기 위해) 약을 복용한다고 느끼고 생각했다.

33세경, 자신이 수동적인 삶을 살고 있다고 느끼던 환자는 투약을 중단하였고 같이 투약하던 당뇨약도 거르기 시작했다. 이 무렵부터 환자는 매년 재발하여 한 해에 한 번 꼴로 입원하였다. 그리고 가족의 간섭과 개입은 심해졌다. 증상과 질병으로 삶이 피폐해져 가던 환자는 자신의 문제를 축소하고 부모와 약 탓을 하며 그것들로부터 해방되는 것이 문제들로부터 벗어나는 길이라고 믿었다. 37세경, 환자는 환청과 관계사고 그리고 어머니를 향한 욕설과 폭력으로 경찰을 통해 내원하였고 다시금 입원하게 되었다. 환모와 함께 있는 것보다 입원하는 것이 더 편안하다던 환자는 입원 후 아리피프라졸 15mg을 복용하며 빠르게 호전되었다. 퇴원 후 환자는 다시 불규칙적으로 약물을 복용하기 시작하였다. 환자의 외래 시간은 불안한 환모의 침습적이고 반복적인 잔소리와 환자의 항변으로 끝나 버리는 것을 반복했다.

치료자는 환자의 병식 부족과 약물에 거부적인 태도를 고려하였고 치료에 방해가 되는 지나치게 개입적인 가족과 그로 인한 갈등을 개선하고자 장기지속형 주사제로 전환하였다. 환자는 아리피프라졸 15mg을 복용하던 중이라 내약성은 확인된 상태였고, 외래에서 2주간의 아리피프라졸 10mg 복용과 아빌리파이 메인테나® 주사제 300mg으로 시작하였다. 좌불안석증 발생을 고려하여 프로프라놀롤 10mg (PRN)도 처방하였다. 투약과 주사제가 병행되던 기간에 좌불안석증, 졸림(sedation)을 호소하던 환자는 장기주사제 전환 후 부작용을 호소하지 않았으며 예민성과 피해사고의 증상은 조절되었다. 그리고 환부모의 지나친 개입과 그에 따른 환자의 반발은 현저히 감소하였다. 환자는 현재 4주에 한 번씩 부모 없이 혼자 규칙적으로 방문하고 있으며 이전보다 컨디션과 어머니와의 관계가 좋아졌다고 만족감을 표현하고 있다.

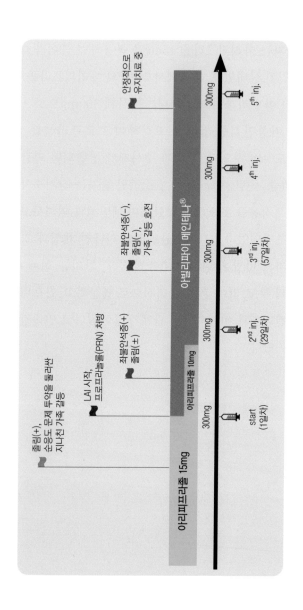

증례 4

보호자가 없어 투약 관리가 되지 않는 54세 여자

　20여 년 전 발병한 것으로 추정되는 환자는 5년 전 환부 사망 후 노숙하기 시작하였고 더 이상 치료를 받지 못했다. 1년 전 노숙자 지원 단체가 환자를 발견하였고 환자는 가톨릭 신부가 자신과 연결되어 있다는 괴이한 망상과 욕설, 혼잣말, 창문에 걸터앉아 행인에게 물건을 던지는 행동 등의 증상 지속되어 경찰을 통해 내원하여 입원하게 되었다. 입원을 하여 환자가 당뇨병이 있다는 것을 발견하였다. 환자는 행정입원 기간인 3개월 동안 당뇨약을 복용하며 혈당을 조절하고 리스페리돈 8mg, 할로페리돌 5mg을 복용하며 정신병적 증상이 완화되어 퇴원하였다.

　환자는 투약에 크게 저항이 없었지만 증상이 악화될 때 인지기능 저하도 두드러지게 나타났다. 외래에서 추체외로 증후군 조절을 위해 할로페리돌 감량 중 환자의 정신병적 증상이 악화되었고 이후 스스로 투약 관리를 하지 못하여 두 달 후 재발하여 경찰을 통해 다시 내원하게 되었다. 괴이한 망상과 폭력적 행동이 있었던 환자의 혈당 수치 또한 매우 높았다(Hemoglobin A1C 13.8, Glucose PP2 569).

환자의 인지기능 저하에 따른 투약 순응도 문제는 정신과적 문제뿐만 아니라 내과적 문제와도 연결되었다. 이에 따라 장기지속형 주사제 사용을 계획하였고 경구 아리피프라졸을 사용하였다. 아리피프라졸 30mg 사용 후 증상 완화가 있던 환자는 특별한 부작용 없었고 내약성이 확인되었다. 아빌리파이 메인테나® 주사제 400mg과 2주간의 아리피프라졸 20mg 투약으로 주사제를 시작하였다. 주사제를 사용한 지 3주가 되었을 때 환자는 다시 혼잣말이 증가하고 관계망상이 생겨 아리피프라졸 5mg을 추가하였고 이후 증상이 호전되어 퇴원하였다. 현재 환자는 음성 증상과 퇴행된 인격은 지속적이지만 4주에 한 번씩 규칙적으로 외래 방문을 하고 있으며 정신병적 증상과 내과적 증상 모두 안정적으로 관리되고 있다.

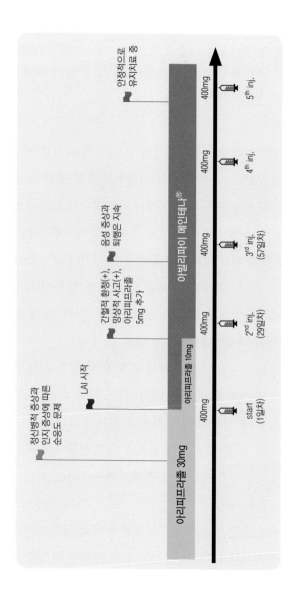

아리피프라졸 30mg

아리피프라졸 10mg

아빌리파이 메인테나®

정신병적 증상과
인지 증상에 따른
순응도 문제

LAI 시작

간헐적 환청(+),
망상적 사고(+),
아리피프라졸
5mg 추가

음성 증상과
퇴행은 지속

안정적으로
유지치료 중

| 400mg | 400mg | 400mg | 400mg | 400mg |
| start (1일차) | 2nd inj. (29일차) | 3rd inj. (57일차) | 4th inj. | 5th inj. |

증례 5

두 가지 장기지속형 주사제(인베가 서스티나®, 아빌리파이 메인테나®)를 사용하며 근육긴장이상증(dystonia)을 보였던 23세 여자

환자는 지적장애 3급 환자이며, 환자의 모친도 지적장애로 진단받았다. 교우 관계의 어려움과 학교 생활 적응 문제로 스트레스를 받을 때면 집에서 간헐적으로 모친에게 짜증을 내는 모습이 있었으나 학교 생활을 유지하였다.

고등학교 진학 이후부터 물건을 던지거나 고함을 지르는 모습, 가위, 칼 등으로 손목을 긋는 자해 행동이 시작되었다. 학교를 가지 않으려 하고, 혼잣말, 지시하는 형태의 환청, 모친의 목을 조르는 행동 등을 보여 정신건강의학과 병원을 방문하여 조현병 진단하에 첫 번째 입원 치료를 시작하였다. 리스페리돈 2mg, 에스시탈로프람 10mg의 약물에 증상 호전 중 입원 17일째 자의 퇴원하여 외래 치료 지속하였다. 약물 복용 시 주간 졸림으로 학교 생활이 유지되지 않아 리스페리돈을 중단하고 팔리페리돈 12mg, 아리피프라졸 2mg으로 약물 변경하였다.

환자의 병식 부족으로 규칙적인 투약이 이루어지지 않았으며, 이로 인한 증상 악화로 순응도 문제를 고려하여 장기지속형 주사제 사용을 결정하고 인베가 서스티나® 150mg eq. 투약을 시작하였다. 8일째 두 번째 주사하였으며, 세 번째 주사부터 인베가 서스티나® 234mg eq.로 용량 조절하여 유지하였다. 주사제 단독 요법에도 환청, 욕설, 공격적 행동이 지속되어 이후 아리피프라졸 10mg을 추가하였다. 하지만 순응도 문제가 지속되었으며 어머니 또한 지적장애로 경구 약제 투약이 적절히 이루어지지 않았다. 경구 아리피프라졸을 메인테나® 주사제로 대체하기로 결정하였고, 기존 인베가 서스티나®에 아빌리파이 메인테나® 300mg 주사제를 추가하였다. 두 가지 주사제를 투여하며 증상 호전을 보였으나, 이 무렵부터 환자는 걸을 때마다 오른쪽 발목을 튕기는 모습을 보이기 시작하였고 주사제 투약 시 통증을 심하게 호소하며 주사제를 거부하기 시작하였고, 이로 인해 대학병원으로 전원되어 약제 조절을 위해 두 번째 입원을 하였다.

환자의 이상 행동 발생 시점과 두 가지 장기지속형 주사제를 투여한 시기가 일치하여 주사제로 인한 부작용으로 판단되었다. 기존에 순응도 문제가 있었던 점을 고려하여 한 가지 주사제는 유지하며 경구용 약제를 추가하기로 결정하였다. 인베가 서스티나® 단독 사용 시 증상이 지속되었던 점에서 충분한 효과가 부족했던 것으로 판단되며, 입원 후 평가에서 우울감, 화, 짜증 등이 주기적으로 보이며, 병동 내 우울감을 호소하는 점을 고려하여 메인테나® 400mg을 유지하기로 결정한 후 인베가 서스티나®는 중단하였다. 이후 이상 행동은 감소하였으나, 간헐적인 욕설, 감정 기복을 보여 발프로산 500mg, 블로난세린 4mg 추가 투약 후 퇴원하였다.

환자는 퇴원 이후 외래치료를 유지하고 있으며, 순응도 문제를 해결하기 위해 환자의 외할머니가 약물 복용을 주기적으로 챙기고 있다. 환청은 잔존한 상태이나 재입원 없이 비교적 안정적인 상태로 1년 이상 치료를 지속하고 있다.

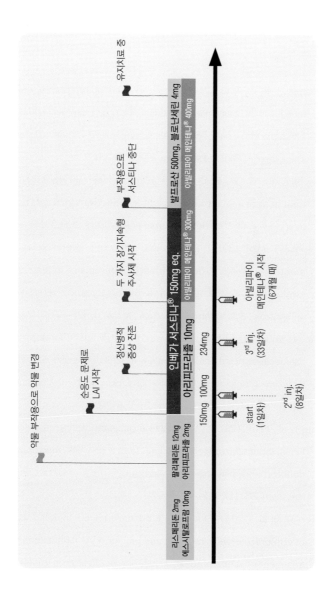

약물 부작용으로 약물 변경

순응도 문제로
LAI 시작

정신병적
증상 진전

두 가지 장기지속형
주사제 시작

부작용으로
서스티나 중단

유지치료 중

리스페리돈 2mg
에스시탈로프람 10mg

팔리페리돈 12mg
아리피프라졸 2mg

아리피프라졸 10mg
인베가 서스티나® 150mg eq.

발프로산 500mg, 불로난제핀 4mg

아빌리파이 메인테나® 300mg

아빌리파이 메인테나® 400mg

아빌리파이 메인테나® 중단

150mg   100mg   234mg

start
(1일차)

2nd inj.
(8일차)

3rd inj.
(33일차)

아빌리파이
메인테나® 시작
(6개월 때)

참고문헌

Calabrese, J. R. et al. (2017). Efficacy and safety of aripiprazole once-monthly in the maintenance treatment of bipolar I disorder: a double-blind, placebo-controlled, 52-week randomized withdrawal study. *The Journal of Clinical Psychiatry, 78*(3), 324-331.

Fleischhacker, W. W. et al. (2014). Aripiprazole once-monthly for treatment of schizophrenia: double-blind, randomised, non-inferiority study. *The British Journal of Psychiatry, 205*(2), 135-144.

Ishigooka, J. et al. (2015). Efficacy and safety of aripiprazole once-monthly in Asian patients with schizophrenia: a multicenter, randomized, double-blind, non-inferiority study versus oral aripiprazole. *Schizophrenia Research, 161*(2-3), 421-428.

Kane, J. M. et al. (2012). Aripiprazole intramuscular depot as maintenance treatment in patients with schizophrenia: a 52-week, multicenter, randomized, double-blind, placebo-controlled study. *The Journal of Clinical Psychiatry, 73*(5), 617-624.

Kane, J. M. et al. (2014). Aripiprazole once-monthly in the acute treatment of schizophrenia: findings from a 12-week, randomized, double-blind, placebo-controlled study. *The Journal of Clinical Psychiatry, 75*(11), 1254-1260.

Naber, D. et al. (2015). Qualify: a randomized head-to-head study of aripiprazole once-monthly and paliperidone palmitate in the treatment of schizophrenia. *Schizophrenia Research, 168*(1-2),

498-504.

Potkin, S. G. et al. (2013). Safety and tolerability of once monthly aripiprazole treatment initiation in adults with schizophrenia stabilized on selected atypical oral antipsychotics other than aripiprazole. *Current Medical Research and Opinion, 29*(10), 1241-1251.

Raoufinia, A. et al. (2017). Aripiprazole once-monthly 400 mg: comparison of pharmacokinetics, tolerability, and safety of deltoid versus gluteal administration. *International Journal of Neuropsychopharmacology, 20*(4), 295-304.

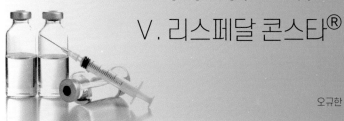

V. 리스페달 콘스타®

오규한

1. 개요

리스페리돈 장기지속형 주사제(이하 리스페달 콘스타®)는 얀센에서 개발한 것으로 그 성분은 리스페리돈(risperidone) 서방성 미립구이다. 지용성 용매를 이용한 데포 제제와 달리, 리스페달 콘스타(Risperdal Consta)®는 리스페리돈을 미세입자(microsphere)에 캡슐화하여 수용성 용매에 넣어 사용한다. 근육층에 주사된 미세입자가 점진적으로 가수분해되어 리스페리돈의 방출이 일어나게 되고, 반복적인 주사를 통해 예측 가능하고 안정적인 약물 농도를 유지하게 된다. 비정형 항정신병 약물 중에 가장 먼저 개발되었으나, 주사 간격이 짧고 이후에 개발된 장기지속형 주사제의 등장으로 그 사용이 점차 줄어들고 있다.

2. 적응증

1) 급성, 만성 조현병

2) 조현병과 연관된 정동장애

3) 약가(2020년 11월 기준)

리스페달 콘스타®	급여상한금액(원)	산정특례 10% 기준 환자 부담금(원)
25mg	115,847	11,584
37.5mg	154,480	15,448

3. 용량 및 용법

1) 투약 전 고려 사항

(1) 항정신병 약물을 한 번도 사용하지 않은 경우: 리스페리돈에 대한 내약성을 확인해야 한다. 경구 리스페리돈 2mg/day를 이틀간 사용하거나, 리스페리돈 2mg/day로 시작하여 최소 3일 동안 4mg/day를 사용한다.

(2) 리스페리돈을 사용하지 않은 경우: 리스페리돈에 대한 내약성을 확인해야 한다. 경구 리스페리돈 2mg/day를 이틀간 사용하거나, 리스페리돈 2mg/day로 시작하여 최소 3일 동안 4mg/day를 사용한다.

(3) 리스페리돈을 사용하는 중인 경우: 리스페리돈에 대한 내약성을 확인하지 않아도 된다.

2) 용량조절

(1) 혈중 리스페리돈이 항정상태(4회 주사 또는 첫 주사 후 8주 후)에 도달한 뒤에 용량 조절을 권고한다.

(2) 증량 또는 감량 시 12.5mg/2wks 한다.

(3) 리스페리돈 콘스타®의 특성상 3주 후에 리스페리돈이 미세입자에서 방출되므로 증량 또는 감량 시 4주 간격으로 시도해야 한다.

고려 사항	리스페달 콘스타®	비고
초발 환자 & 항정신병 약물 사용력 없음	25mg	첫 주사 이후에 3주간 경구 항정신병 약물을 유지해야 한다.
고용량의 항정신병 약물 필요하지 않음	25mg	
고용량의 항정신병 약물 필요함	37.5mg	

3) 투여를 놓친 경우

(1) 항정상태에 도달한 경우(4회 주사 또는 첫 주사 후 8주 이후)

① 마지막 주사 후 3~4주: 재투여

② 마지막 주사 후 4~6주: 재투여 후 증상 모니터링

③ 마지막 주사 후 6주 이상: 재투여 후 3주간 경구 항정신병 약물 보충

(2) 항정상태에 도달하지 못한 경우

① 마지막 주사 후 2주 이상: 재투여 후 3주간 경구 항정신병 약물 보충

4. 효과

1) 조현병

400명의 조현병 환자를 대상으로 다기관, 무작위, 이중맹검, 위약-대조 연구 결과, 위약군에 비해 리스페달 콘스타를 사용한 모든 군에서(25mg/2wks, 50mg/2wks, 75mg/2wks) 양성 및 음성 증후군 척도(Positive And Negative Syndrome Scale: PANSS) 점수가 감소하였고, 내약성도 입증되었다.

2) 양극성장애

124명의 양극성장애 환자를 대상으로 기분조절제만 단독 투여한 군과 기분조절제와 리스페달 콘스타®를 병용 투여한 군의 재발률을 비교하였다. 단독 투여군의 재발률은 45.8%, 병용 투여군의 재발률은 23.1%로 병용 투여군에서 재발률이 낮았다.

5. 부작용

리스페달 콘스타®는 경구 리스페리돈의 성분과 동일하고 그 전달방식에서만 차이가 있다. 따라서 경구 리스페리돈에서 관찰되는 부작용과 차이가 없다. 다만, 투여 초기에 주사 부위 통증이 자주 발생한다. 주사를 맞은 횟수가 많을수록 통증은 줄어드는 경우가 많으며 주사제 투여 전에 환자에게 충분히 설명을 해야 한다.

6. 주의 사항

1) 약물 상호작용

(1) 저혈압을 유발시킬 수 있는 약물과 병용 시 주의해야 한다.

(2) 시메티딘(cimetidine)과 라니티딘(ranitidine)은 리스페리돈의 생체이용률을 증가시킨다.

(3) 플루옥세틴(fluoxetine)과 파록세틴(paroxetine)은 리스페리돈의 혈중 농도를 증가시킨다.

(4) 클로자핀(clozapine)과 카바마제핀(carbamazepine)은 리스페리돈의 혈중 농도를 감소시킨다.

2) 특수 환자군에서의 사용

(1) 간기능 및 신기능 저하 환자

① 간 또는 신기능 장애 환자를 대상으로 이루어진 연구가 없다.

② 제약회사 지침에 따르면, 리스페달 콘스타®를 사용하기 전에 1주간 리스페리돈 0.5mg을 하루 두 번 투여하고, 그다음 1주간 리스페리돈 1mg을 하

루 두 번 투여한다. 최소 리스페리돈 2mg에 대한 내약성이 확인되면 리스페달 콘스타® 25mg을 주사할 수 있다.

(2) 노인 환자

① 노인 조현병 환자를 대상으로 한 연구에서 치료적 효과가 우수하였고 부작용 측면에서도 안전하였다.

② 그러나 치매 환자를 비롯한 노인 환자에서 항정신병 약물 사용이 뇌혈관 질환 발생과 사망률을 증가시킨다고 보고되고 있어 주의를 요한다.

③ 노인에서 리스페달 콘스타® 25mg/2wks 용량을 권고한다.

(3) 임산부 및 수유부

① 리스페리돈은 태반을 제한적으로 통과하며 리스페달 콘스타®는 Category C로 분류된다.

② 임신 후반기 혹은 분만 직전에 항정신병 약물 복용 시 태아에서 추체외로 증후군, 과민성이 나타날 수 있다.

```
t a k e    h o m e    m e s s a g e
```

✓ 25mg 또는 37.5mg으로 시작하고 2주 간격으로 주사한다.

✓ 첫 주사 이후에 3주간 경구 항정신병 약물을 유지해야 한다.

참고문헌

Kane, J. M. et al. (2003). Long-acting injectable risperidone: efficacy and safety of the first long-acting atypical antipsychotic. *American Journal of Psychiatry, 160*(6), 1125-1132.

Knox, E. D. et al. (2004). Clinical review of a long-acting, injectable formulation of risperidone. *Clinical Therapeutics, 26*(12), 1994-2002.

Lasser, R. A. et al. (2004). Efficacy and safety of long-acting risperidone in elderly patients with schizophrenia and schizoaffective disorder. *International Journal of Geriatric Psychiatry, 19*(9), 898-905.

Macfadden, W. et al. (2009). A randomized, double-blind, placebo-controlled study of maintenance treatment with adjunctive risperidone long-acting therapy in patients with bipolar I disorder who relapse frequently. *Bipolar Disorders, 11*(8), 827-839.

Marder, S. R. et al. (2003). Clinical guidelines: dosing and switching strategies for long-acting risperidone. *The Journal of Clinical Psychiatry, 64*(16), 41-46.

Quiroz, J. A. et al. (2010). Risperidone long-acting injectable monotherapy in the maintenance treatment of bipolar I disorder. *Biological Psychiatry, 68*(2), 156-162.

Ralph, S. J. et al. (2018). Increased all-cause mortality by antipsychotic drugs: updated review and meta-analysis in dementia and general mental health care. *Journal of Alzheimer's Disease Reports, 2018*(2.1), 1-26.

Subotnik, K. L. et al. (2015). Long-acting injectable risperidone for relapse prevention and control of breakthrough symptoms after a recent first episode of schizophrenia: a randomized clinical trial. *JAMA Psychiatry, 72*(8), 822-829

Q&A?

장기지속형 주사제에 대해
알고 싶은 21가지 궁금증

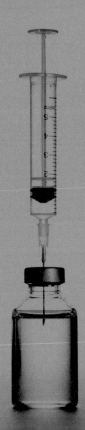

Q1 순응도 문제 외에 장기지속형 주사제 사용이 고려되는 경우로는 어떤 것들이 있는가?

Q2 급성기 환자에서의 장기지속형 주사제 사용에 대한 임상적 경험은 어떠한가?

Q3 조현병 외 다른 환자군에서 장기지속형 주사제의 투여 효과는?

Q4 인베가 서스티나® 투약 시, 초기 8일째에 두 번째 투약을 놓친 경우에는 어떻게 해야 하는가?

Q5 아리피프라졸 10mg 이하를 복용하는 환자에서 아빌리파이 메인테나® 투여는 어떻게 하면 좋을까?

Q6 시판된 장기지속형 주사제의 용량보다 더 많은 용량의 투여가 필요한 환자의 경우 어떻게 투약하면 좋을까?

Q7 환자가 경구 제네릭(generic) 의약품을 복용 중일 때, 장기지속형 주사제로 바로 변경이 가능한가?

Q8 두 주사 부위(어깨 vs 엉덩이)에 따라 약의 효능에 차이가 있는가?

Q9 아빌리파이 메인테나® 첫 투여 시 2주간 경구 약제를 같이 투약해야 하는 정확한 이유는 무엇인가?

Q10 장기지속형 주사제와 경구 제제를 함께 투약하는 것이 의학적으로 어떤 장점이 있는가? 그리고 어떤 약물의 조합이 가장 효과적인가?

Q11 도파민 과민감도(dopamine supersensitivity)를 고려할 때 장기지속형 주사제를 어떻게 사용하는 것이 좋을까?

Q12 체내 약물 농도에 영향을 주는 인자 또는 주의해야 할 신체적 상태로는 어떤 것이 있는가?

Q13 장기지속형 주사제 투약 중 부작용이 발생하면 어떻게 조절해야 하는가?

Q14 약효 부족이나 부작용 등의 문제로 장기지속형 주사제를 중단할 때의 가이드라인이 있는가?

Q15 장기지속형 주사제를 투여하다가 다시 경구 제제로 전환하게 되는 경우 경구 제제 용량을 어떻게 조절하면 되는가?

Q16 환자들이 장기지속형 주사제 투약을 꺼리는 대표적인 이유는 어떤 것들이 있는가?

Q17 주사제 투약 이후 일정 시간이 지나면 체내 농도가 감소하면서 매일 복용하는 경구 제제에 비해 효과가 떨어지는 것은 아닌가?

Q18 장기지속형 주사제는 한꺼번에 많은 용량을 주사하게 되므로 경구 제제에 비해 부작용이 갑작스럽게 나타날 위험성이 있지는 않은가?

Q19 소아/청소년 환자에게도 장기지속형 주사제 투약이 가능한가?

Q20 조현정동장애(schizoaffective disorder)에 보험급여가 가능한가?

Q21 허가 사항보다 투약 간격이 짧아지는 경우 의료보험은 어떻게 되는가?

Q1. 순응도 문제 외에 장기지속형 주사제 사용이 고려되는 경우로는 어떤 것들이 있는가?

장기지속형 주사제는 등가 용량의 경구 약제에 비해 재입원율을 유의하게 낮추는 것으로 보고되었으며, 투약 용량과 혈중 농도 사이의 상관관계가 높고 상대적으로 안정적인 혈중 농도를 유지하여 조현병의 예후를 향상시킨다는 연구결과가 있다. 인지기능의 측면에서도 장기지속형 주사제가 경구 약제에 비해 긍정적인 치료 효과를 나타낸 예비 연구 결과가 있다.

또한 초발 정신증 환자는 자신의 병에 대한 인식도가 낮은 경우가 흔하여 발병 후 적어도 몇 년간 유지되어야 하는 약물치료에 거부감을 느낄 수 있으며, 이러한 점을 고려하여 2019 한국형 조현병 약물치료 지침서에 따른 가이드라인에서는 초기 또는 첫 발병을 포함한 어떤 단계에서든 임상의의 판단에 따라 장기지속형 주사제 처방이 가능한 것으로 변경되었다.

뿐만 아니라 잦은 출장, 교대근무, 여행 등의 생활 특성에 따라 규칙적 약물 복용에 부담을 느끼는 경우, 소화기계 문제로 경구 약물 복용에 어려움이 있는 경우 및 경구 약물에 효과가 부족한 환자에서 장기지속형 주사제를 병용하는 것도 유용한 치료 선택지로 고려될 수 있다.

Q2. 급성기 환자에서의 장기지속형 주사제 사용에 대한 임상적 경험은 어떠한가?

심한 증상을 보이는 급성기 조현병 환자에서 충분한 용량의 장기지속형 주사제를 사용하였을 때, 치료 초기부터 위약에 비해 유의한 증상의 호전을 보인 결과들이 보고되어 왔다. 이에 따라 인베가 서스티나®, 아빌리파이 메인테나® 및 리스페달 콘스타®는 조현병의 급성기 치료에 적응증을 인정받아 임상에서 사용되고 있다.

다음은 초발 정신증 환자의 급성기에서 장기지속형 주사제를 사용했던 실제 임상 증례이다.

증례　**급성기에서 장기지속형 주사제를 사용한 26세 초반 정신증 여자**

환자는 발달상의 문제는 없었고 무난한 학창시절을 보냈다. 정신과적 가족력은 부인하였다. 대학교 졸업 후에 공무원 시험 공부를 하였으나 성적이 잘 나오지 않아 포기하였다. 해외 대학원을 진학하기 위하여 유학 준비를 하였는데, 이때부터 친구들과 잘 어울리지 않고 주로 혼자 지냈다.

내원 1년 전, 영어 학원과 유학원을 다니면서 '내 정보가 유출되는 것 같다, 전 세계가 공유하고 있는 것 같다.'는 등의 피해사고를 보였다. 혼자서 해외여행을 갔다가 소지품을 도난당한 후에 환자는 충격을 받고 멍한 표정으로 방황하는 일이 있어 현지 병원을 방문한 후에 바로 귀국하는 일이 있었다. 귀국 후에(내원 한 달 전) 환자는 피해/감시망상, 환청을 보여 인근 정신건강의학과 의원을 방문하여 리스페리돈 처방을 받았으나, 거의 복용하지 않았다. 횡설수설하고 동문서답하는 모습이 지속되어 본원에 내원하였다.

초진 시 병식이 전혀 없었고, 정신병적 증상이 심하여 보호병동 입원을 대기하면서 약물을 처방하였다. 하지만 환자는 처방 약물을 전혀 복용하지 않았고 증상은 여전히 심하여, 입원 대기 중 외래에서 아빌리파이 메인테나® 300mg 주사를 시행하였다. 경구 아리피프라졸의 내약성 확인이나 2주간 병용 투약은 하지 못하였다. 주사 후 2주 정도 지난 후에 보호병동 입원을 하였는데, 당시 증상은 주사제 투약 전과 비교하여 거의 비슷하거나 약간 호전된 상태였다. 이에 리스페리돈 2mg을 추가하였다. 이후 일정에 맞춰 두 번째 아빌리파이 메인테나®를 주사하였으며, 증상이 호전되어 퇴원하였다.

외래 통원치료를 하던 중에 갑자기 안구운동발작(oculogyric crisis)이 발생하여 아빌리파이 메인테나® 200mg으로 감량하고, 로라제팜과 벤즈트로핀을 추가하였다. 주사약 감량 후에도 증상의 악화는 없이 안정적으로 잘 유지되었으나, 안구운동발작이 지속되어 현재는 아빌리파이 메인테나® 150mg까지 감량한 상태이다. 증상의 관해 상태로 유지되고 있으며, 아르바이트를 하는 등 기능도 양호한 상태이다.

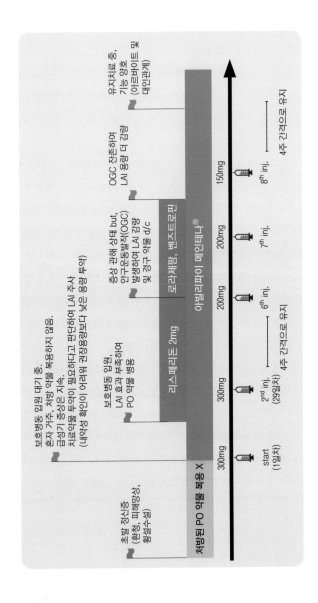

Q3. 조현병 외 다른 환자군에서 장기지속형 주사제의 투여 효과는?

인베가 서스티나®, 아빌리파이 메인테나®, 리스페달 콘스타®는 조현정동장애에서 보험급여 혹은 비급여 처방이 가능하며, 아빌리파이 메인테나®는 양극성장애 1형 유지치료를 위한 단독요법으로 보험급여 처방이 가능하다. 다음은 양극성장애 환자에서 아빌리파이 메인테나®를 투약한 실제 임상 증례이다.

증례 치료 순응도 문제(병식 부족)로 장기지속형 주사제를 사용했던 34세 양극성장애 여자

환자는 정신과적 가족력은 없었고, 초등학교 재학 중 원만한 대인관계를 유지하였다. 중학교에 진학하며 따돌림을 당하면서 고등학교 졸업 시까지 위축된 학교 생활을 하며 지냈다. 그 무렵 우울감을 느끼기도 했지만, 정신건강의학과 치료를 받지 않았다.

고등학교 졸업 이후 아르바이트를 시작하였지만 오래 지속하지 못하였다. 30세에 반복적으로 죽으라고 지시하는 목소리의 환청, 들뜬 기분, 수면 욕구 감소, 어머니의 뺨을 때리는 등의 공격적인 행동을 보여 정신건강의학과를 내원하여 양극성장애 진단하에 입원 치료를 시작하였다. 입원 후 조증 증상이 호전되어 퇴원 후 리튬 600mg, 아리피프라졸 2mg으로 외래 치료를 지속하였지만 환자 및 보호자의 병식 부족으로 인해 규칙적 투약이 이루어지지 않고 재발이 잦았다.

34세에는 기분이 들뜨고 여러 가지 자격증 공부에 몰두하였다. 내원 5일 전부터 잠을 자지 못하고 불안해하며 환청, 피해망상, 가족들에게 폭력적인 행동을 보여 정신건강의학과에 재입원하였다. 입원 후 증상 조절을 위해 리튬 600mg, 아리피프라졸 15mg까지 증량하였으나 좌불안석증이 발생하여 환자는 약물 복용을 거부하였다. 부작용을 감소시키고 증상 조절을 위해 아미설프라이드 600mg으로 변경하여 투약하였다. 하지만 아미설프라이드 투약 이후 환청 등의 정신병적 증상은 호전되었으나 프로락틴 증가, 유즙 분비 등의 부작용이 나타났다. 치료자는 환자의 병식 부족과 치료 순응도를 고려하여 장기지속형 주사제로 전환하기로 하였다. 아리피프라졸 15mg을 복용했을 때 증상은 조절되었으나 부작용이 문제였기 때문에 아리피프라졸 10mg을 2주간 경구로 복용하며 아빌리파이 메인테나® 400mg으로 시작하였다. 장기지속형 주사제 사용 후 환청 등의 증상은 조절되었고, 좌불안석증의 부작용을 호소하지 않았으며, 프로락틴은 감소하기 시작했다. 현재 환자는 TDM 수치상으로 경구 약물인 리튬은 아직 불규칙 투약하는 것 같지만, 장기지속형 주사제를 유지하며 부작용 없이 외래에서 안정적으로 치료 중이다.

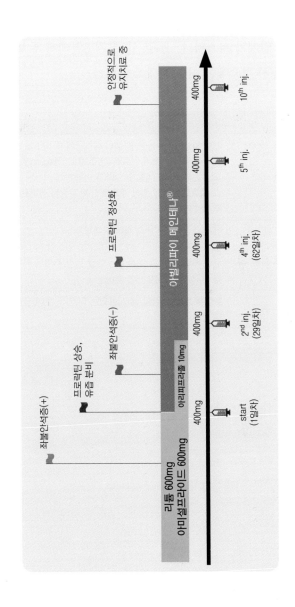

Q4. 인베가 서스티나® 투약 시, 초기 8일째에 두 번째 투약을 놓친 경우에는 어떻게 해야 하는가?

첫 투여 후 기간	방법
4주 이내	100mg eq.를 가능한 한 빨리 삼각근에 투여한다. 세 번째 투여는 첫 투여로부터 5주 후에 75mg eq.를 삼각근 또는 둔부근에 투여할 수 있다(두 번째 투여 시기는 무시). 그 이후로는 매달 정상 주기로 유지 용량을 삼각근이나 둔부근에 투여한다.
4주 이상 7주 이하	100mg eq.씩 두 번의 투여를 재개한다. 삼각근에 가능한 한 빨리 투여하고, 일주일 뒤 다시 삼각근에 투여한다. 그 이후에는 매달 정상 주기로 유지 용량을 삼각근이나 둔부근에 투여한다.
7주 초과	투여를 처음 시작할 때 사용되는 이 약의 투여 권장 용량을 따른다.

Q5. 아리피프라졸 10mg 이하를 복용하는 환자에서 아빌리파이 메인테나® 투여는 어떻게 하면 좋을까?

일본 임상에서 10mg 이하, 즉 아리피프라졸 6mg을 사용하는 환자들이 아빌리파이 메인테나® 400mg으로 시작해서 감량 없이 52주간 비교적 잘 치료한 결과를 바탕으로 했을 때, 소용량의 아리피프라졸을 사용하는 환자들도 아빌리파이 메인테나® 400mg으로 시작할 것을 권고한다. 그러나 실제 건강보험심사평가원 자료 등을 바탕으로 했을 때 300mg 처방 비율도 30% 정도 되어서 저용량의 경우 300mg으로 처방하는 경우도 많은 것으로 보인다. 따라서 아직 임상 연구로 확립된 것은 아니지만 임상적 실제에서 봤을 때 부작용 등이 걱정된다면 저용량의 아리피프라졸 사용자에게는 300mg의 처방도 고려해 볼 수 있다. 임상 연구에서 아빌리파이 메인테나® 300mg으로 시작한 경우, 두 번째 달에 치료 농도 구간(아리피프라졸 10~30mg에 해당하는 혈중 농도)을 하회하는 값이 나오는 경우가 있다. 따라서 아빌리파이 메인테나® 300mg으로 시작할 때 임상적 상황을 관찰하면서 조심스럽게 아리피프라졸의 용량을 조정하며 교체한다. 아리피프라졸 10mg 이하 복용 환자의 경우는 이미 치료 농도 구간 이하로 사용하고 있지만 아빌리파이 메인테나®️ 300mg으로 시작할 때 첫 두 달은 임상적 상황을 잘 관찰하는 것이 좋겠다. 아빌리파이 메인테나®️ 200mg을 사용하는 경우도 간혹 있지만 약물 역동이 확립되지 않았다. 따라서 일반적으로 추천되지는 않지만 아빌리파이 메인테나®️ 200mg을 사용한다면 보다 면밀한 임상적 관찰이 필요할 것으로 보인다. 경우에 따라서 4주의 주사 투여기간을 5주로 변경해서 약물 혈중 농도를 조정하는 경우도 있다. 이 방법 역시 보다 면밀한 임상적 관찰이 필요할 것으로 보인다.

증례 **저용량의 장기지속형 주사제로 유지치료 중인 24세 여자**

발달상 문제 및 정신과적 가족력이 없던 환자로 고등학교 때까지 무난한 학창시절을 보냈다. 고등학교 때는 학업 스트레스가 약간 있었고, 수능시험에서 원하는 점수가 나오지 않아 재수를 하였다.

재수하던 중에 친구들이 자신을 흉보는 것 같은 관계사고가 발생하였고, 간헐적으로 자신에 대해 언급하는 환청이 있었다. 대학교에 입학한 이후에도 관계사고와 환청은 지속되었고, 점차 악화되어 거의 매일 환청이 들렸으며 SNS를 통해서 자신의 신상이 유출된다는 망상을 호소하였다. 이에 조현병 진단하에 입원치료를 받으며 아리피프라졸로 치료를 시작하였다. 아리피프라졸을 20mg까지 증량하면서 환청이 현저하게 감소되고 관계사고도 완화되었다. 환청이 관해되지는 않았지만 안구운동발작(oculogyric crisis)이 생겨, 서서히 아리피프라졸을 10mg까지 감량하였다. 다행히 증상의 악화는 없었고, 안구운동발작의 빈도도 감소하였다.

초발 정신증이었고 아리피프라졸에 대한 반응이 양호한 편이었기 때문에 향후 예후를 고려하여 장기지속형 주사제로 전환을 시도하였다. 환자는 아리피프라졸 고용량에서 부작용이 있었으므로 권장 용량보다 낮게 아빌리파이 메인테나® 300mg을 주사하였고, 경구 아리피프라졸은 5mg으로 2주간 유지하였다.

퇴원한 이후 3개월간은 2주 간격으로 외래 경과 관찰을 하였다. 특별히 악화되는 소견은 없어 아빌리파이 메인테나® 300mg을 유지하였다. 환청은 약간 잔존하였으나 일상생활에 크게 지장이 있을 정도는 아니었다. 그러나 안구운동발작이 주 4회 정도 있었고, 이에 대해 불편감을 호소하여 아빌리파이 메인테나®를 200mg으로 감량하여 주사하였다(9번째 주사 시점). 환청은 거의 들리지 않을 정도로 호전이 되었고, 부작용 또한 주 1회 정도로 줄었으나 완전히 없어지지는 않아 아빌리파이 메인테나® 150mg까지 감량한 후에 유지하였다. 환자는 대학교를 졸업하고 회사를 다니고 있으며, 부작용도 잘 조절되는 상태로 안정적으로 외래 내원 중이다.

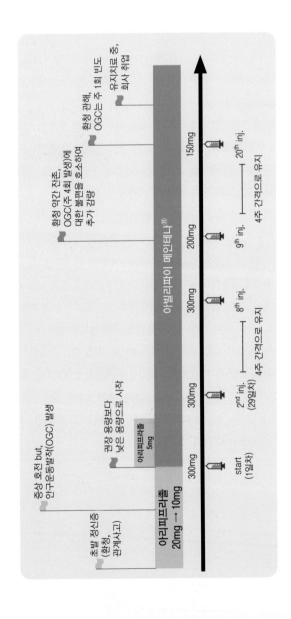

Q6. 시판된 장기지속형 주사제의 용량보다 더 많은 용량의 투여가 필요한 환자의 경우 어떻게 투약하면 좋을까?

시판된 용량보다 더 많은 용량의 투여가 필요한 경우에는 경구 제제(인베가 서스티나® 증례 1 참조) 또는 다른 종류의 장기지속형 주사제를 병용해 볼 수 있으나, 약물로 인한 부작용에 주의하여 조절할 필요가 있다(아빌리파이 메인테나® 증례 5 참조). 또는 투약 간격을 짧게 가져가는 방법이 있는데, 이는 개개인의 증상을 고려하여 유연하게 결정하는 것이 권장된다. 인베가 서스티나®의 경우 4주마다의 주사일은 앞뒤로 1주 당기거나 늦출 수 있고, 인베가 트린자® 또한 3개월마다 투여해야 할 시점 전후로 2주 이내에 투여할 수 있다.

아리피프라졸은 부분 작용제로 도파민을 조절하기 때문에 꼭 많은 용량이 들어간다고 더 큰 효과를 내는 것은 아니나, 이론적으로 아빌리파이 메인테나® 400mg을 초과하는 용량(즉, 경구 제제로서 30mg 초과)이 필요한 경우에 약동학적 계산식을 고려하여 약물 투약 간격을 4주보다 짧게 가져가는 것을 고려해 볼 수 있다.

Q7. 환자가 경구 제네릭(generic) 의약품을 복용 중일 때, 장기지속형 주사제로 바로 변경이 가능한가?

제네릭(generic) 의약품은 오리지널(original) 의약품과 같은 주성분을 함유하여 동등한 약효를 내는 것으로 입증된 의약품이고, 이를 입증하기 위해 사용되는 지표인 생체 이용률(bioavailability)이 80~125% 범위에 속해 있다. 따라서 기존에 제네릭 의약품을 투여 중인 경우, 오리지널 의약품과의 생물학적 동등성이 입증되었기 때문에 동일한 절차를 거쳐 장기지속형 주사제로의 교체가 가능할 것으로 판단된다. 하지만 생체 이용률 등에 있어 100% 동일하지는 않기 때문에 우선 오리지널 의약품으로 교체한 후 이상이 없다면 장기지속형 주사제로 교체하는 것을 권장한다.

Q8. 두 주사 부위(어깨 vs 엉덩이)에 따라 약의 효능에 차이가 있는가?

주사제를 투여하는 부위에 따른 효능을 직접적으로 비교한 연구는 없지만 두 주사 부위에 따른 약동학적 변화를 조사한 연구에 의하면, 같은 용량으로 투여했을 때 최고 혈장 농도 도달시간(time to maximum plasma concentration)은 삼각근(deltoid muscle) 부위가 빠르며, 최고 혈장 농도(maximum plasma concentration) 또한 삼각근 부위 주사 시 높았다. 하지만 항정상태에서 약물 농도(median steady state plasma concentrarion)는 두 주사 부위 간 차이가 없는 것으로 나타났다.

그러나 최저 혈장 농도(minimum plasma concentration)는 둔부근이 삼각근 부위보다 낮을 수 있다. 약동학적 관점에서 임상적 상황을 가정해 본다면, 수차례 삼각근 주사로 항정상태에 도달하여 증상이 안정적으로 조절되고 있던 환자가 둔부근으로 주사 위치를 변경할 경우, 다음 주사 이전에 적정 약물 농도(therapeutic window) 이하로 떨어질 수 있다.

Q9. 아빌리파이 메인테나® 첫 투여 시 2주간 경구 약제를 같이 투약해야 하는 정확한 이유는 무엇인가?

아리피프라졸의 적정 약물 농도를 적절히 유지하기 위함이다. 경구 제제 복용 없이 투약 첫 주부터 아빌리파이 메

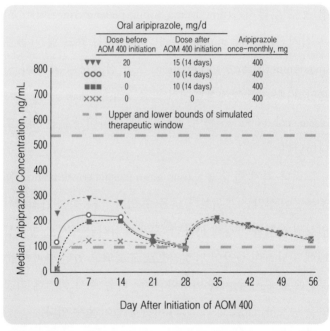

아빌리파이 메인테나® 400mg과 첫 2주간 각기 다른 용량의 경구용 아리피프라졸을 복용했을 때 중앙 농도(median concentration)의 약동학적 시뮬레이션 (pharmacokinetic simulation) (Raoufinia A. et al., Curr Med Res Opin 2015, 1-10)

인테나® 단독 요법 시 아리피프라졸의 적정 약물 농도(94.0 ng/mL~534.0 ng/mL)보다 낮게 혈중 농도가 떨어지는 시기가 존재하는데, 이를 막기 위해 14일간 경구 제제를 함께 복용하는 것이 권고된다.

Q10. 장기지속형 주사제와 경구 제제를 함께 투약하는 것이 의학적으로 어떤 장점이 있나? 그리고 어떤 약물의 조합이 가장 효과적인가?

장기지속형 주사제와 경구 제제를 함께 투약하는 것이 합리적인 선택이 되는 임상적 상황은 다음과 같다. 우선 장기지속형 주사제의 사용 가능한 최고 용량이 항정신병 약물의 목표 혈중 농도에 도달하기에 부족할 때 또는 최적의 장기지속형 주사제 단일요법에도 불구하고 증상이 남아 있을 때 더 나은 경과와 증상 조절을 위해 경구 제제를 병용하는 경우이다. 또한 장기지속형 주사제로 사용할 수 없는 경구 제제를 특정 효과를 위해 보조적으로 사용하는 경우도 그러한데, 예를 들면 장기지속형 주사제를 투약하면서 진정 작용을 위해 쿼티아핀 경구 제제를 추가하는 경우를 생각할 수 있다. 또한 장기지속형 주사제로 사용할 수 없는 클로자핀의 경우 장기지속형 주사제와 병용 시, 클로자핀 투약을 놓칠 때 발생할 수 있는 증상의 급격한 악화와 완전 재발을 예방할 수 있다는 장점이 있다.

어떤 경구 제제와의 병합요법이 가장 효과적인지에 대해서는 추후 연구가 더 필요하겠으나, 조현병 환자의 재입원율(재발의 표지)에 미치는 항정신병 약물 단일요법과 병합요법의 영향을 비교한 한 연구에서, 클로자핀에 아리피프라졸 경구 제제를 병합하는 치료가 가장 낮은 재발률을 보인 것 이외에도 올란자핀 경구 제제에 장기지속형 주사제를 병합하는 치료 역시 두 번째로 낮은 재발률을 보였다는 결과가 있어 참고할 수 있겠다.

Q11. 도파민 과민감도(dopamine supersensitivity)를 고려할 때 장기지속형 주사제를 어떻게 사용하는 것이 좋을까?

장기간 항정신병 약물 복용 시 도파민 D2 수용체(receptor)가 up-regulation되어 도파민 수용체 과민성(receptor supersensitivity)을 유발할 수 있다. 그런 경우, 약물을 증량해도 치료가 잘 이뤄지지 않는다. 보고에 따르면 난치성 조현병 환자 중 도파민 수용체 과민감도를 보이는 환자가 약 50~70%에 이른다고 하며, 이에 임상 실제에서 유의해야 한다.

항정신병 약물 유도 과민도성 정신증(antipsychotics-induced supersensitivity psychosis)은 다음과 같은 네 가지 특징이 있는 것으로 알려져 있다.

① 기존 약을 끊거나 감량 혹은 다른 약으로 교체 시 빠르게 재발

② 충분한 치료에도 내성을 보임

③ 지연성 운동장애(tardive dyskinesia)가 공존

④ 생활 스트레스에 의한 정신증의 급격한 악화

과민도성 정신증이 있을 때 우선적으로 클로자핀과 같은 저역가 약물이나 전기충격요법(electroconvulsive therapy)이 도움될 수 있으나 장기지속형 주사제의 사용도 증상 안정에 도움을 줄 수 있다. 난치성 조현병 환자를 대상으로 리스페달 콘스타®를 사용한 연구에서 과민도성 정신증이 있는 경우에 장기지속형 주사제가 양성 및 음성 증상의 호전에 더욱 효과적이었는데, 이는 장기지속형 주사제가 약물 혈장 농도의 변동성이 경구용 제제보다 적기 때문인 것으로 보인다. 혈장 농도의 최고점과 최저점(peak and trough)의 간격이 작아지면서 약물 농도의 저하로 인한 증상 악화나 리바운드 현상을 줄일 수 있고 약물 농도의 상승으로 인한 과도한 차단 효과를 완화할 수 있기 때문이다.

반면, 첫 삽화나 비교적 초기의 조현병 환자에게 많은 양의 도파민 차단제를 장기간 지속적으로 사용할 때 도파민 과민도성 발생 가능성이 부담될 수 있다. Uchida 등의 연구에서 환자들은 장기지속형 주사제를 중단한 후에도 수개월간 높은 D2 점유율을 보였고, 어떤 환자에서는 수용체 점유율 65% 이하에서도 유지치료가 지속되었다고 보고한다. 이러한 주장을 바탕으로 했을 때 어떤 환자의 경우 급성기 때는 충분한 용량의 장기지속형 주사제 사용이 필요하지만 안정적인 유지기에는 급성기보다 적은 용량의 장기지속형 주사제 사용이 가능할 수 있으며, 이는 도파민 과민도성의 발생에 대한 부담을 줄일 수 있을 것으로 보인다. 그러나 모든 환자에게는 적용할 수는 없을 것으로 보이며 임상적인 판단이 중요하다.

한편, 도파민 효능(dopamine agonist) 효과가 있는 아리피프라졸의 사용이 도파민 과민도성을 호전시킨다는 동물 실험과 사례 연구가 있다. 이 연구들에서 아리피프라졸의 사용이 할로페리돌이나 리스페리돈 등의 장기간 사용으로 인한 도파민 과민도성을 정상적으로 되돌렸다(reverse). 따라서 초발이나 발병 초기의 환자들에게 도파민 효능 효과가 상대적으로 큰 20mg 이하의 저용량 아리피프라졸을 사용한다면 향후 발생할 수 있는 도파민 과민도성을 일부 예방해 줄 수 있을 것으로 보인다. 그러나 이미 도파민 과민도성이 있거나 예상되는 환자에게 아리피프라졸을 사용한다면 정신병적 증상을 오히려 악화시킬 수 있어서 용법과 사용에 있어 주의가 필요하다. 이러한 부분을 고려할 때 도파민 효능 효과가 있는 아리피프라졸의 장기지속형 주사제 제제는 발병 초기의 환자들에게 도파민 과민감도를 안정시켜 줄 수 있을 것으로 보이나, 향후 연구가 더 필요하다.

Q12. 체내 약물 농도에 영향을 주는 인자 또는 주의해야
할 신체적 상태로는 어떤 것이 있는가?

인베가 서스티나®는 중증 신기능장애(severe renal
impairment)가 있으면 사용이 제한된다. 팔리페리돈 팔미테
이트가 근육에 분포된 뒤 가수분해되면서 팔리페리돈이 분
리되어 체순환을 하며 이후 과정은 경구 팔리페리돈의 약동
학과 같다. 경구 팔리페리돈은 80%가 소변으로, 11%가 대
변으로 배출되어 중증 신기능 장애의 경우 사용이 제한된
다. 그 외에도 심혈관질환, 뇌혈관질환이나 저혈압을 일으
킬 수 있는 상태(탈수, 혈액량 감소, 항고혈압제 투여 등)로 알
려진 환자, 뇌전증 환자, 중증의 간장애 환자, 체온이 상승
될 수 있는 상태를 경험할 환자, 파킨슨증이나 치매환자, 임
부 또는 임신하고 있을 가능성이 있는 사람의 경우에는 인
베가 서스티나®를 신중히 투여해야 한다.

CYP2D6와 CYP3A4 억제제를 복용 중이면 아빌리파이
메인테나®의 용량 조절이 필요하다. 아빌리파이 메인테나
® 주사 후에 아리피프라졸이 체순환을 하게 되며, 이후 대
사 및 배출 과정은 경구 아리피프라졸과 같다. 즉, CYP2D6
와 CYP3A4를 통해 대사가 된다. 따라서 CYP 느린 대사자
(poor metabolizer)나 CYP 억제제를 사용 중인 자는 체내 아

리피프라졸의 농도가 높아질 수 있다. 그 외에도 치매와 관련된 정신증, 뇌혈관질환이나 심혈관질환 환자, 뇌전증 환자나 간질 발생 역치를 낮출 수 있는 상태에 놓인 환자, 체온이 상승될 수 있는 상태를 경험할 환자, 임부 또는 임신하고 있을 가능성이 있는 사람의 경우에는 아빌리파이 메인테나®를 신중히 투여해야 한다. 한편, 경구 아리피프라졸은 중중 신기능 및 간기능 장애가 있어도 용량조절은 필요하지 않다고 알려져 있다.

주사 부위에 따른 약동학적 차이가 보일 수 있으며 각 약물별로 살펴보면 다음과 같다. 인베가 서스티나®를 처음 사용할 때 주사 부위에 따라 약동학적 차이가 발생한다. 약물의 총 흡수량에는 주사 부위별 차이가 없지만, 삼각근에 주사하면 최대 혈중 농도가 둔부근보다 더 높았다. 그러나 항정상태(steady state)에서는 실질적인 차이가 없다. 아빌리파이 메인테나®를 처음 주사하면 둔부근에 비해 삼각근에 주사하였을 때 최대 혈중 농도가 더 높고 이에 도달하는 시간이 더 짧다. 그러나 주사 부위별 총 흡수량 차이는 없다. 또한 multiple dose study(5회 주사) 결과에 따르면, 최대 혈중 농도에 도달하는 시간 이외에는 다른 약동학적 차이가 없다.

Q13. 장기지속형 주사제 투약 중 부작용이 발생하면 어떻게 조절해야 하는가?

기본적으로 경구 항정신병제 투여 중 부작용이 나타났을 때와 동일하게 조절한다. 즉, 추체외로 증후군에는 항콜린제, 좌불안석증에는 베타차단제 혹은 항콜린제, 불면에는 수면제 등을 투약하며 증상이 호전될 때까지 면밀한 모니터링을 지속한다. 대부분의 이상 반응은 시간이 경과함에 따라 감소하는 경향을 보이는 것으로 알려져 있으며, 불편감이 지속되는 경우에는 다음 투약 시 보다 낮은 용량으로 감량을 고려한다(아빌리파이 메인테나® 증례 2 참조).

Q14. 약효 부족이나 부작용 등의 문제로 장기지속형 주사제를 중단할 때의 가이드라인이 있는가?

아직 구체적인 가이드라인은 없으나 다음을 참조할 수 있다.

- 부작용이 문제가 되어 경구 항정신병제로 교체할 때: 부작용을 최소화하기 위해 다음 주사 스케줄 날짜 전에는 경구 항정신병제 처방을 하지 않는 것이 좋다. 장기지속형 주사제는 중단하더라도 혈중에 약물이 한 달 이상 지속하며 서서히 빠져나가는 반면, 경구 항정신병제는 투약 후 5일에서 10일 사이에 항정상태에 도달하기 때문이다. 따라서 부작용이 문제가 되어 장기지속형 주사제를 중단할 때 다음 주사 스케줄 이후에 경구 항정신병제를 투약하고 특별한 증상이 없다면 경구 항정신병제만 사용할 때보다 한 템포 늦게 약물 증량을 고려해 보는 것도 하나의 방법이다.

- 약효가 부족하여 경구 항정신병제로 교체할 때: 경구 항정신병제는 5일에서 10일 사이에 항정상태에 도달하는 반면, 장기지속형 주사제는 중단하더라도 서서히 빠져나가기 때문에 약물의 등가 용량 차이로 인한 증

상의 악화는 클 것으로 생각되지는 않는다. 약효가 부족하다면 장기지속형 주사제 중단 전부터 다른 항정신병제를 처방했을 경우가 많다. 그런 경우라도 장기지속형 주사제와 다른 항정신병제의 등가 용량을 고려하여 서서히 증량해 나가면 문제가 없을 것이다.

Q15. 장기지속형 주사제를 투여하다가 다시 경구 제제로 전환하게 되는 경우 경구 제제 용량을 어떻게 조절하면 되는가?

주사 제제에 대한 거부감 등 다양한 이유로 장기지속형 주사제를 사용하다가 다시 경구 약제로 전환하게 되는 경우가 발생할 수 있다. 주사제를 투여하다가 다시 경구 제제로 전환하는 경우 경구 약제 용량 조절에 대한 가이드라인이나 연구는 아직까지 보고된 바 없다. 인베가 서스티나®의 경우 경구 약제 용량에 대한 통상의 가이드라인에 따라, 예정되어 있는 주사일에 주사제 대신 경구 팔리페리돈 6mg으로 투약을 시작하여 필요 용량까지 증량하는 것이 가능할 것으로 보인다. 기존 투여하던 주사제의 용량에 따라 9mg 또는 12mg의 경구 팔리페리돈 투약이 필요한 경우도 있겠으나, 주사제를 중단하면서 경구 팔리페리돈 9mg 또는 12mg으로 바로 복용을 재개하는 방법에 대해서는 안전성이 확립되어 있지는 않아, 향후 임상에서의 연구와 관찰이 더 필요하다. 아빌리파이 메인테나® 또한 비슷하게 용량을 조절해 볼 수 있다(인베가 서스티나® 증례 5 참조).

Q16. 환자들이 장기지속형 주사제 투약을 꺼리는 대표적인 이유는 어떤 것들이 있는가?

환자들이 장기지속형 주사제의 투약을 꺼리게 되는 이유로는 우선 주사에 대한 부정적인 느낌과 태도, 주사 부위의 발적 및 통증과 같은 주사 자체에 대한 요인이 있다. 또한 장기지속형 주사제는 경구 제제에 비해 약물 선택의 폭이 좁으며, 따라서 약물을 바꾸거나 조절할 수 있는 환자의 권리가 일정기간 유예될 수 있다는 점 역시 투약을 꺼리게 만드는 요인이 된다. 그 외에도 장기지속형 주사제는 환자가 지나치게 통제당하는 느낌을 받을 수 있으며, 심한 경우 일종의 '화학적 구속'으로 받아들여질 수 있어 투약을 꺼리게 만드는 요인이 된다.

한편, 장기지속형 주사제를 처방한 경험이 많은 임상가일수록 환자들에게 그에 대한 정보를 더 빈번하게 제공하고 장기지속형 주사제 사용에 대한 만족도가 높았으며, 처방 경험이 많은 임상가에게 장기지속형 주사제 투약을 권유받은 환자일수록 그에 대한 수용도가 더 높았다는 연구 결과가 있다. 장기지속형 주사제에 대한 경험이 적은 정신과 의사는 그러한 경험이 많은 정신과 의사뿐 아니라 이를 투약하는 환자보다도 장기지속형 주사제에 대해 더 부정적이었으며, 따라서 장기지속형 주사제 투약에 있어 환자들의 저항보다 정신과 의사의 경험 부족과 부정적 태도가 사용을 낮추는 주 요인이 되는 점 역시 중요한 문제이다.

Q17. 주사제 투약 이후 일정 시간이 지나면 체내 농도가 감소하면서 매일 복용하는 경구 제제에 비해 효과가 떨어지는 것은 아닌가?

경구 제제에 비해서 장기지속형 주사제는 반감기가 길기 때문에 최소 유효 농도 이하로 농도가 떨어지기까지 시간이 더 오래 걸리는 것으로 알려져 있다. 이에 장기지속형 주사제를 적절한 용량, 용법 대로 투약했을 때 최고 농도와 최저 농도 변동(peak-to-trough fluctuation)이 적어서, 치료 범위 안에서 혈중 농도를 유지하는 것이 더 용이하다고 알려져 있다. 하지만 효과가 유지되는 기간은 환자 개인별 약동학적 특성으로 인해 차이가 있을 수 있어서 환자에 따른 최적 투약 간격을 고민하는 것이 매우 중요하다.

Q18. 장기지속형 주사제는 한꺼번에 많은 용량을 주사하게 되므로 경구 제제에 비해 부작용이 갑작스럽게 나타날 위험성이 있지는 않은가?

항정신병 약물의 효과와 부작용은 D2 수용체의 점유율과 밀접한 연관이 있는 것이 알려져 있다. D2 수용체가 60% 정도의 점유율을 보일 때는 약물의 효과를 보이며, 80% 이상의 점유율에서는 EPS, 고프로락틴혈증(hyperprolactinemia)과 같은 부작용이 발생한다. 이에 혈중 약물 농도가 일정한 농도를 유지하는 것이 약물의 효과 및 부작용 측면에서 중요하다.

약동학적 측면에서, 경구 제제에 비해서 장기지속형 주사제의 경우 혈중 최고 농도와 최저 농도 변동(peak-to-trough fluctuation)이 적은 것으로 알려져 있다. 따라서 알려진 적절한 용량의 주사제를 투약했을 때 최고 농도가 최소 독성 농도(minimum toxic concentration)를 넘을 때 나타나는 부작용의 위험성은 상대적으로 적다고 볼 수 있다. 다만, 최소 독성 농도를 넘었을 때 부작용이 지속되는 시간도 길기 때문에, 부작용이 나타났을 때 빠르게 알아차리고 이에 대해 항콜린제, 베타차단제 등의 추가 투약을 고려하는 등 신속하고 정확한 의사결정이 필요하다.

Q19. 소아/청소년 환자에게도 장기지속형 주사제 투약이 가능한가?

18세 미만 환자에서 각 장기지속형 주사제의 안전성 및 유효성의 평가는 이루어지지 않았으므로, 제약회사에서는 투여를 권장하지 않고 있다.

Q20. 조현정동장애(schizoaffective disorder)에 보험 급여가 가능한가? (2020년 11월 기준)

- 리스페달 콘스타®는 조현정동장애에 대해 허가를 받았고, 보험급여 적용이 가능하다.
- 인베가 서스티나®는 조현정동장애의 유지치료에 대해 허가를 받았고, 비급여 처방이 가능하다.
- 아빌리파이 메인테나®는 허가를 받지 않았으나 비급여 처방은 가능하다.
- 인베가 트린자®는 허가를 받지 않았고, 보험급여 및 비급여 모두 처방이 불가하다.

Q21. 허가 사항보다 투약 간격이 짧아지는 경우 의료보험은 어떻게 되는가? (2020년 11월 기준)

인베가 서스티나®의 경우 허가 사항 기준보다 1주 미만 당겨서 투여하는 경우에도 보험 적용이 가능하다. 아빌리파이 메인테나®의 경우 공식적인 기준상으로는 보험이 불가하지만, 불가피한 경우 처방 시 비고란에 사유를 기재하면 보험 적용이 가능할 수도 있어 확인이 필요하다.

장기지속형 주사제
대상자 설명 가이드라인
—

장기지속형 주사제를 고려하는 환자들에게
다음과 같이 설명하면 좋습니다.

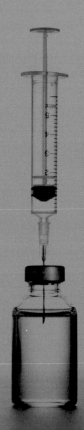

🔬 장기지속형 주사제란?

장기지속형 주사제는 말 그대로 효과가 오랫동안 지속될 수 있도록 주사 제제로 만들어진 항정신병 약물을 의미합니다. 주사를 맞고 나면 약물 성분이 근육 사이에 분포하게 되고 천천히 분해되어 혈액 내로 방출되어 뇌까지 도달하면서 치료 효과를 보이게 됩니다. 매일 경구로 복용해야 했던 항정신병 약물과 달리, 같은 성분의 장기지속형 주사제는 한 번 맞고 나면 약의 효과가 1개월(또는 종류에 따라 3개월)가량 꾸준히 나타납니다.

🔬 장기지속형 주사제가 왜 필요한가?

조현병의 치료에 있어서 꾸준한 약물치료는 증상 안정 및 재발 방지에 가장 중요합니다. 하지만 여러 가지 이유로 약 복용을 놓치거나 처방받은 것보다 더 적은 용량을 복용하게 되는 경우, 증상이 악화되어 재발할 가능성이 높아집니다. 환자의 편리한 약물 투여를 돕고자, 매일 먹어야 하는 약 대신 한 달(또는 세 달)마다 맞는 주사약으로 증상을 조절하고 재발 위험을 낮출 수 있도록 한 치료법이 바로 장기지속형 주사제입니다.

**약물
비순응**

- 조현병에서 퇴원 후 약을 꾸준히 복용하는 비율은 1년 후 50%, 2년 후에는 25%로 감소합니다.
- 약물에 대한 순응도가 떨어지는 이유로는 복용을 잊어버리거나, 용량이나 용법을 자의 조절하거나, 병식 부족으로 복용 필요성을 느끼지 못하거나 부작용에 대한 두려움 등으로 복용을 꺼리는 경우가 있습니다.

증상 재발

- 약을 자의로 중단하는 경우, 재발 위험이 높아집니다.
- 약 중단 이후 2년 내에 다시 입원할 확률은 약을 꾸준히 복용하는 경우보다 3.7배 더 높습니다.
- 약을 중단한 환자 중 75%에서 1년 내에 뚜렷한 증상 악화를 보입니다.
- 약을 완전히 끊지 않고 다시 복용을 시작하더라도, 중간에 약을 복용하지 않은 기간이 길수록 재입원율이 높아집니다.

병의 악화

- 재발이 반복되면 병의 경과와 예후는 점점 악화됩니다.
- 또한 재발을 거듭할수록 회복에 점점 오랜 시간이 필요합니다.
- 재발할수록 약에 대한 저항성이 높아져서, 기존 복용하던 약물의 용량을 높이거나 여러 종류의 약물을 병용해야 할 수 있습니다.

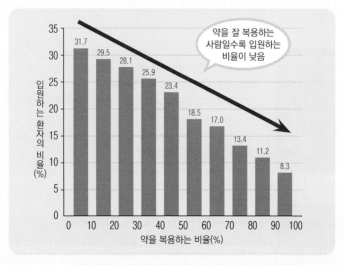

조현병 혹은 조현정동장애 환자 48,148의 조사 결과,

출처: Valenstein, M. et al. (2002). Pharmacy data identify poorly adherent patients with schizophrenia at increased risk for admission. *Med Care, Aug; 40*(8), 630-639.

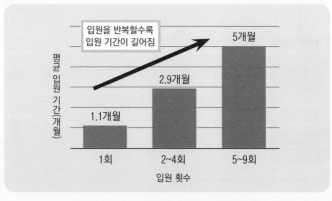

2005년 일본 성마리안나 의과대학 환자 결과

📌 장기지속형 주사제의 장단점

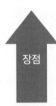

장점

- 매일 약을 챙겨 먹어야 하는 번거로움이 줄어들고, 치료 순응도가 높아집니다.
- 먹는 약에 비해 혈중 농도의 변동이 적어, 치료 범위 안에서 안정적인 혈중 농도를 유지하는 것이 더 용이합니다.
- 먹는 약에 비해 재발 위험과 재입원 가능성을 낮춰 줍니다.
- 부작용이 더 적은 것으로 알려져 있습니다.

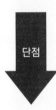

단점

- 약물 선택의 폭이 좁습니다. 인베가 트린자®, 아빌리파이 메인테나®와 같은 일부 약물만이 장기지속형 주사제로 만들어져 있습니다.
- 주사 제제에 대한 심리적인 거부감이 있을 수 있습니다.
- 먹는 약에 비해 체내에서 즉시 제거하기 어렵습니다.

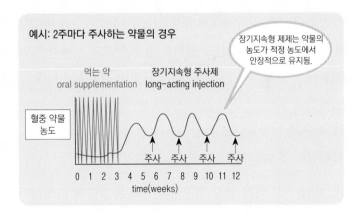

예시: 2주마다 주사하는 약물의 경우

장기지속형 제제는 약물의 농도가 적정 농도에서 안정적으로 유지됨.

먹는 약
oral supplementation

장기지속형 주사제
long-acting injection

혈중 약물 농도

주사 주사 주사 주사

0 1 2 3 4 5 6 7 8 9 10 11 12
time(weeks)

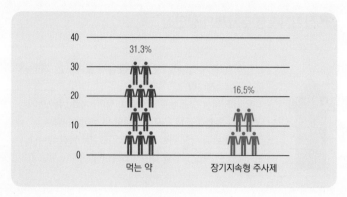

재발률의 차이

🔖 장기지속형 주사제에 대한 오해 바로잡기

Q. 한 달치를 한꺼번에 주사하면 너무 센 약이 아닌가요?

A. 아닙니다! 약 성분이 근육 내에서 매일 조금씩 혈액으로 방출되어 약효를 나타내기 때문에 먹는 약과 비슷한 정도의 투약 효과가 나타납니다. 오히려 혈중 농도의 변동이 작기 때문에 더 안정적이고 부작용도 적다고 알려져 있습니다.

Q. 최근에 개발되었으면 안전하게 쓸 수 있는 약인지 아직 불확실한 것 아닌가요?

A. 아닙니다! 여러 임상 연구들을 통하여 효과와 안전성이

입증되어 있으며, FDA 승인도 받았습니다. 이미 국내외의 수많은 병원에서 폭넓게 사용되고 있습니다.

Q. 재발이 잦거나 약물 순응도가 떨어지는 환자들만 장기지속형 주사제로 치료하나요?

A. 아닙니다! 처음 발병하였거나 발병 후 비교적 초기인 조현병에서도 장기지속형 주사제가 증상을 완화시키고 재발 위험을 낮춰 줍니다. 최근 약물치료 지침에 따르면, 병의 경과 중 어떤 단계에서든 장기지속형 주사제 치료가 가능합니다.

Q. 장기지속형 주사제는 조현병 환자들만을 대상으로 하나요?

A. 아닙니다! 조현병 이외에 기분장애와 같은 기타 질환들에서도 약물 순응도는 치료에 중요한 문제입니다. 이에 장기지속형 주사제들 중 일부는 양극성장애의 유지치료에도 승인을 받았습니다.

찾아보기

감수자 소개

권준수(Jun Soo Kwon) 서울대학교 의과대학 정신과학교실 교수

저자 소개(가나다순)

강태욱(Tae Uk Kang) 의정부을지대학교병원

김대욱(Daewook Kim) 양산부산대학교병원

김수진(Sujin Kim) 서울대학교병원

김은지(Eunji Kim) 코슬립 수면클리닉

신지윤(Jiyoon Shin) 서울대학교병원

오규한(Gyuhan Oh) 서울대학교병원 공공의료사업단

오상훈(Sanghoon Oh) 서울대학교병원

윤동욱(Donguk Yoon) 양산부산대학교병원

이윤나(Yunna Lee) 고신대학교복음병원

전공의를 위한
항정신병 약물 장기지속형 주사제 사용
간편 가이드라인
Practical Guideline for Using Long-Acting Injectable Antipsychotics

2021년 2월 10일 1판 1쇄 인쇄
2021년 2월 25일 1판 1쇄 발행

감수자 • 권준수
지은이 • 강태욱 · 김대욱 · 김수진 · 김은지 · 신지윤
         오규한 · 오상훈 · 윤동욱 · 이윤나
펴낸이 • 김진환
펴낸곳 • ㈜**학지사**
         04031 서울특별시 마포구 양화로 15길 20 마인드월드빌딩
대표전화 • 02-330-5114   팩스 • 02-324-2345
등록번호 • 제313-2006-000265호

홈페이지 • http://www.hakjisa.co.kr
페이스북 • https://www.facebook.com/hakjisa

ISBN 978-89-997-2304-9 93510

정가 15,000원

출판 · 교육 · 미디어기업 **학지사**

간호보건의학출판 **학지사메디컬** www.hakjisamd.co.kr
심리검사연구소 **인싸이트** www.inpsyt.co.kr
학술논문서비스 **뉴논문** www.newnonmun.com
원격교육연수원 **카운피아** www.counpia.com